Ria Blom

Wenn Babys häufig schreien

Wirksame Hilfe durch Rhythmus und Pucken

aethera®

die heilenden Kräfte im Menschen stärken,
die Bildung des eigenständigen Urteils unterstützen,
die Initiativbereitschaft von Patienten und Verbrauchern fördern.

An der Herausgabe des aethera-Programmes wirken mit:
gesundheit aktiv · anthroposophische heilkunst e.V.,
die Heilmittelfirma Weleda, die Gesellschaft Anthroposophischer Ärzte
und die Medizinische Sektion am Goetheanum.

Über dieses Buch: Langjährige Erfahrungen der Autorin mit unruhigen und häufig schreienden Babys haben gezeigt, dass Kinder vor allem in der ersten Zeit Grenzen und das Gefühl von Sicherheit brauchen, sowohl physisch als auch psychisch. Mit einfachen Mitteln hat Ria Blom verblüffende Erfolge erzielt: Richtig angewandt werden ein tragender Rhythmus, Eindeutigkeit im Umgang mit dem Kind und die wieder neu aufkommende Methode des Puckens zum «Geheimrezept», mit dem Sie Ihr Kind wirkungsvoll beruhigen können.

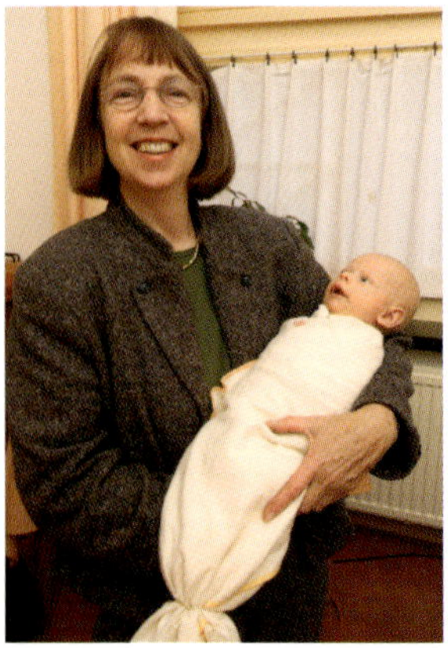

Über die Autorin: Ria Blom (geb. 1949) ist Krankenschwester und seit gut zwanzig Jahren in der Gesundheitsfürsorge für Kinder bis zum vierten Lebensjahr tätig. Auch mit dem anthroposophischen Gesundheitszentrum «Therapeuticum Utrecht» arbeitet sie regelmäßig zusammen. Seit über zehn Jahren sammelt sie Erfahrungen mit der traditionellen Wickelmethode des Puckens und mit der Wirkung von tragenden Rhythmen auf Säuglinge. Sie hat zahlreiche Artikel zu diesen Themen in Fachzeitschriften veröffentlicht, Seminare abgehalten und sich an Forschungsprojekten beteiligt (www.debakermat.nl).

Ria Blom

Wenn Babys häufig schreien

Wirksame Hilfe durch Rhythmus und Pucken

Aus dem Niederländischen von
Monica Barendrecht und Thomas Charpey

aethera®

Die niederländische Originalausgabe erschien 2003 unter dem Titel
Regelmaat en inbakeren. Voorkomen én verhelpen van huilen en onrust
bei Uitgeverij Christofoor, Zeist.

1. Auflage 2005
aethera im Verlag Freies Geistesleben & Urachhaus GmbH
Landhausstraße 82, 70190 Stuttgart
Internet: www.aethera.de

ISBN 3-7725-5020-7

Druck: DZA Druckerei zu Altenburg, Altenburg

Inhalt

Vorwort

Wenn Babys sehr unruhig sind und auffällig oft und lange weinen, bringen sie nicht nur ihre Eltern zur Verzweiflung. Sie halten sich selber auch wach, was mit der Zeit zu einem Schlafdefizit führt. Gerade diese Kinder brauchen einen tragenden Rhythmus und Eindeutigkeit im Handeln ihrer Eltern.

Dieses bahnbrechende Buch über Ruhe, Rhythmus und die wiederentdeckte Wickelmethode des Puckens gibt klare Hinweise für den Umgang mit Schreibabys. Jungen Eltern, die sich auf schöne Zeiten mit einem ausgeruhten, munteren Baby freuen, wird es eine große Hilfe sein.

Einen vorhersehbaren, festen Rhythmus einzuführen heißt nicht, rigide und unflexibel zu handeln; vielmehr bedeutet dies, ein natürliches Gleichgewicht zwischen den Zeiten des Schlafens, Essens, Schmusens, des selbstständigen Spielens und dann wieder des Schlafens zu ermöglichen.

Mehr als zwanzig Prozent aller Kinder weltweit schlafen stramm gewickelt. Dies ist ein alter Brauch, der hier nun in einer weiterentwickelten Form vorgestellt wird. Zur Zeit wird wissenschaftlich untersucht, inwiefern das Pucken die Erfolge, die man allein mit einem festen Rhythmus und Eindeutigkeit im Umgang mit Kindern erzielen kann, noch zu steigern vermag. Die entsprechende Theorie, dass die physische Begrenzung schon von klein auf bei Kindern notwendig ist – hier von der Autorin so treffend beschrieben –, muss meiner Meinung nach schon jetzt zugänglich gemacht werden. Viele junge Eltern können davon profitieren!

Utrecht, Frühjahr 2003
Dr. M.P. L'Hoir, Psychotherapeutin
Wilhelmina Kinderkrankenhaus in Utrecht

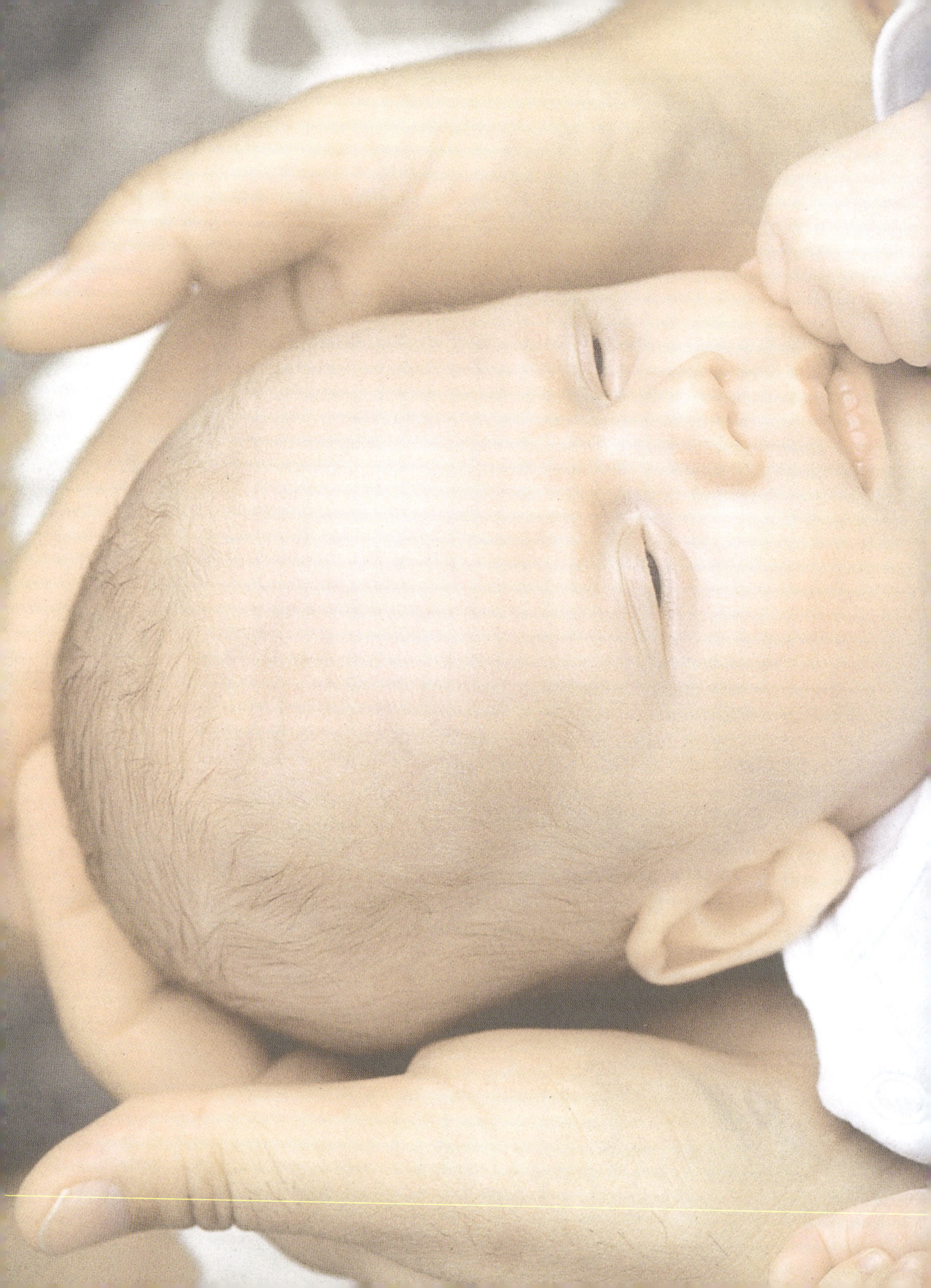

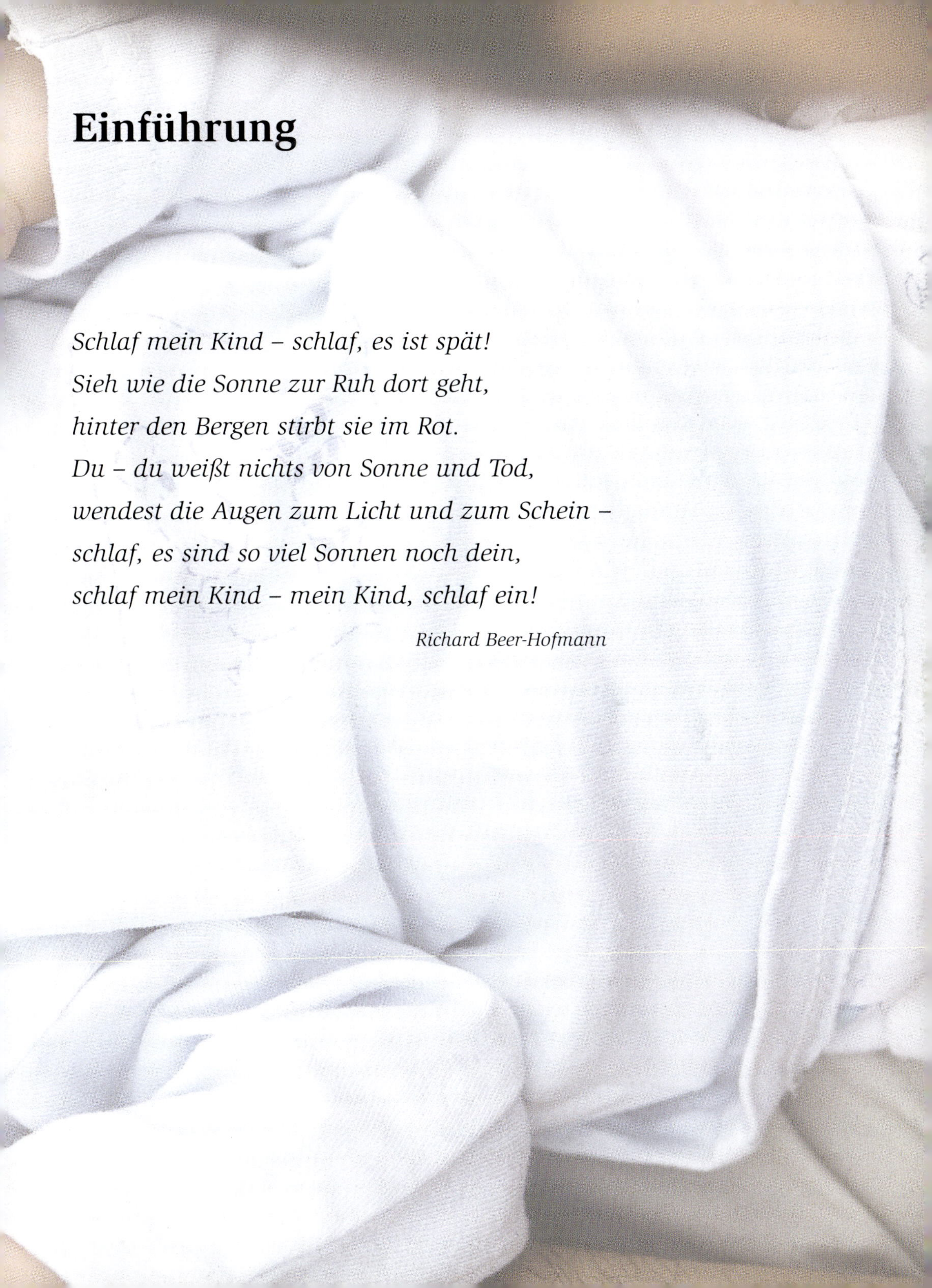

Einführung

Schlaf mein Kind – schlaf, es ist spät!
Sieh wie die Sonne zur Ruh dort geht,
hinter den Bergen stirbt sie im Rot.
Du – du weißt nichts von Sonne und Tod,
wendest die Augen zum Licht und zum Schein –
schlaf, es sind so viel Sonnen noch dein,
schlaf mein Kind – mein Kind, schlaf ein!

Richard Beer-Hofmann

Der Aufbau dieses Buches

Dieses Buch handelt vom strammen Wickeln, auch «Pucken» genannt, jedoch nicht ausschließlich. Es handelt auch davon, wie man vermeiden kann, dass Pucken notwendig wird. Die Grundregeln, die neben dem Pucken erforderlich sind, um eine Spirale aus zunehmender Unruhe und verstärktem Weinen zu durchbrechen, sind dieselben wie die, welche diese Spirale von vornherein vermeiden können. Weil Vorbeugen besser ist als Heilen, werden zuerst diese Grundregeln und die dazugehörenden Einsichten und Gedanken erläutert. Danach wird das Pucken selber beschrieben, das allerdings nur vorübergehend angewandt werden soll. Es wird deutlich werden, dass die Handlungsweisen, die für einen nicht aufgezwungenen, aber verlässlichen Rhythmus und Eindeutigkeit im Umgang mit Kindern sorgen, beibehalten werden können, auch wenn die Ruhe wiedergekehrt ist – ich würde sogar sagen, bis zum Alter von achtzehn Jahren, natürlich in einer dem Alter entsprechenden Form.

Vorbeugen ist besser als Heilen

Das Buch besteht aus fünf Hauptkapiteln. Die ersten vier Kapitel beschreiben, wie Weinen und Unruhe vermieden werden können. Dabei wird der Frage nachgegangen, was die Ursache dafür sein könnte, dass in der heutigen Zeit so viele Kinder wenig schlafen, viel weinen, quengeln und unruhig sind. Des Weiteren wird versucht, Einsicht zu vermitteln in die Entwicklung des Kindes und eine adäquate Erziehung, damit der Teufelskreis eines immer unruhigeren Kindes, das in der Folge immer häufiger weint, erst gar nicht entsteht.

Weinen und Unruhe vermeiden

Das fünfte Kapitel beschreibt ausführlich, wie man Abhilfe schaffen kann, wenn ein Kind unruhig ist und auffallend oft und lange schreit. Dabei gibt es zwei Methoden:

zwei Methoden

- einen vorhersehbaren, festen Rhythmus und Eindeutigkeit im Umgang mit dem Kind einzuführen *ohne* Pucken,
- einen vorhersehbaren, festen Rhythmus und Eindeutigkeit im Umgang mit dem Kind einzuführen *mit* Pucken.

Da die verschiedenen Schritte auf dem Weg zu einem verlässlichen, festen Rhythmus und eindeutigen Handlungsweisen bei beiden Methoden gleich sind, beschränke ich mich auf die Schilderung der zweiten Methode. Wenn Sie sich für die erste Methode entscheiden, können Sie die Abschnitte über das Pucken einfach überspringen.

Wie alles anfing

Unruhe und Übermüdung

Mit dem Pucken habe ich 1994 begonnen. Der Grund dafür war, dass ich bei immer mehr Kindern eine große Unruhe feststellte. Manchmal war die ganze Familie bereits drei Wochen nach der Geburt eines Babys durch Übermüdung völlig aus dem Tritt geraten. Das berührte mich sehr, schließlich ist doch jede Geburt ein herausragendes Ereignis. Freude, Ruhe und Vertrauen sollten die Grundstimmung bilden. Meine Suche nach helfenden Maßnahmen begann.

fehlender Rhythmus

Neben der zunehmenden Unruhe bemerkte ich auch, dass meistens ein fester Rhythmus fehlte, wodurch die Babys weniger schliefen. Nicht weil sie weniger Schlaf brauchten, sondern weil sie öfter und länger auf dem Arm gehalten wurden. Durch die Aufmerksamkeit, die ihnen dabei geschenkt wurde, blieben sie augenscheinlich munter und die unterschwellige Müdigkeit wurde auf diese Weise überdeckt. Die scheinbare Wachheit ermunterte sogar zu noch mehr Zuwendung. Schließlich wurden die Kinder abhängig von dieser Aufmerksamkeit. Eltern erzählten mir zum Beispiel, dass ihre Kinder nicht alleine sein konnten. Nach maximal fünf Minuten im Laufstall wollten sie hochgenommen werden. Waren die Kinder wieder auf dem Arm, lachten sie und waren bestens aufgelegt. War es Zeit, ins Bett zu gehen, wollten sie nicht schlafen. Sie ließen sich nicht zufrieden ins Bett legen, sondern fingen an zu weinen, sobald sie die Matratze berührten. Wurden sie schlafend ins Bett gelegt, meldeten sie sich zu früh.

Abhängigkeit der Kinder

Folgen der Übermüdung

Diese Kinder machten nur kurze Nickerchen und verlangten immer wieder nach einer Mahlzeit. Denn ihre Müdigkeit hinderte sie daran, eine vollständige Mahlzeit zu sich zu nehmen. Oft schliefen sie vorzeitig an Brust oder Flasche ein, wurden dann schlafend ins Bett gelegt und erwachten garantiert innerhalb einer halben Stunde weinend. Auf dem Arm lachten sie dann fröhlich, was meistens so gedeutet wurde, dass sie ausgeschlafen hätten.

das Schlafenlegen

Es war nicht nur die größere Unruhe, die ich bemerkte – auch die Art und Weise, wie die Kinder schlafen gelegt wurden, schien sich im Laufe der Zeit verändert zu haben. Diese Kinder bekamen im Bett viel «Freiraum», da die Decke an den Rändern nicht oder kaum unter die Matratze gesteckt wurde und nicht weiter reichte als bis zur Brust. Die nicht zugedeckten Arme und Hände waren oft kalt. Dies sei nicht so schlimm, meinten die Eltern.

Kleidung

Auch sah ich viele Kinder, die ungeachtet der Jahreszeit in dünne Baumwolle gekleidet waren. Schlafsack oder Umschlagtuch gab es bei diesen Kindern nicht. Sie wuchsen oft nur mäßig und sahen nicht wirklich gesund aus: blass und hohläugig, manchmal mit einem ernsten Stirnrunzeln. Die Arme waren oft in dauernder Bewegung, der das Kind ausgeliefert zu sein schien, und man spürte keine Freude am Bewegen.

Einsatz rund um die Uhr

Erziehungsunsicherheit

Die Eltern wussten nie, wann sie für ihr Kind parat stehen sollten, da kein Rhythmus festzustellen war. Wenn es nicht ihr erstes Kind war, wurde die Situation schon bald prekär. Bei dem Erstgeborenen stand mehr Zeit zur Verfügung, und ich erlebte viele Eltern, die sich in bester Absicht rund um die Uhr ihrem Kind widmeten. Dieses Übermaß an gutem Willen überdeckte lange Zeit ihre eigene Müdigkeit. Doch früher oder später waren die Reserven erschöpft. Von wirklichem Kontakt zu ihrem Kind und Freude war dann wenig übrig. Bei dieser Gruppe von Eltern bemerkte ich auch eine große Erziehungsunsicherheit.

In anderen Familien sah ich jedoch Kinder, die sich etwa im ersten halben Jahr ihres Lebens nach der Mahlzeit ausgezeichnet alleine im Laufstall beschäftigen konnten, um danach zwei Stunden bis zur nächsten Mahlzeit zu schlafen. Sie tranken immer kräftig und lagen dann satt und zufrieden in den Armen ihrer Eltern. Neben dem Zu-

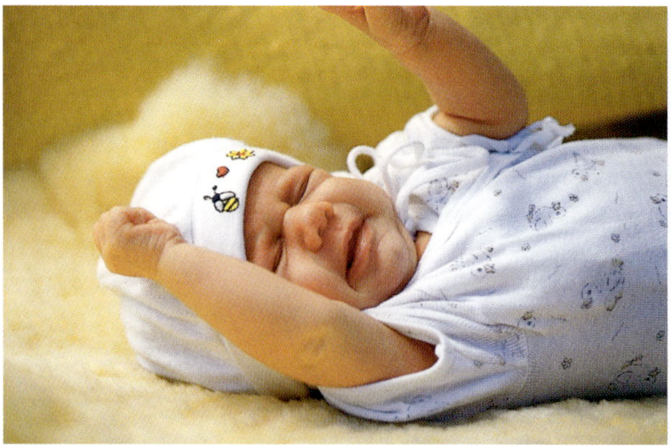

Unruhige Kinder sind keine Seltenheit. Auffälligerweise kommen meist auch ihre Ärmchen kaum zur Ruhe und sie scheinen diesen unwillkürlichen Bewegungen regelrecht ausgeliefert zu sein.

sammensein durften sie wie selbstverständlich auch alleine spielen. Und wenn sie Anzeichen von Müdigkeit erkennen ließen, wurden sie wach zum Schlafen ins Bett gelegt, bis der Hunger sie wieder weckte. Dann war es Zeit für die nächste Mahlzeit. Diese Kinder waren so angezogen und zugedeckt, dass sie ihre Körperwärme behielten und weniger unter Auskühlung der Hände oder Füße litten. Schlafsack oder Umschlagtuch waren nicht immer im Bett vorhanden, doch die stramme Decke erfüllte deren Funktion. Das Umschlagtuch wurde dagegen meist dazu benutzt, das Kind nach dem Aufwachen darin einzuwickeln. Beim Füttern hatte es das Kind auf diese Weise fast genauso warm wie beim Schlafen.

Wärme

Diese Kinder weinten viel weniger und waren deutlich zufriedener. Sie strahlten Freude aus, wenn sie selber ihre Arme und Beine bewegten. Das Wachstum war durchschnittlich oder überdurchschnittlich. Kurz: Diese Kinder gediehen rundherum. Es gab einen vorhersehbaren, festen Rhythmus in ihrem Leben und in dem ihrer Eltern, wodurch alle wussten, woran sie waren. Die Versorgung des Kindes und Zeiten für etwas anderes wechselten sich ab. Alle Familienmitglieder kamen gut damit zurecht. Durch die Selbstverständlichkeit, mit der alles ablief, kam wenig Unsicherheit in der Erziehung auf.

Zufriedenheit

Aus dem Vergleich dieser beiden Gruppen von Kindern ergab sich für mich die Richtung, in der ich suchen musste, um meine Frage zu beantworten:

Wodurch können Freude und Vertrauen im Zusammenleben mit einem Säugling so schnell verloren gehen und wie können sie wiedergewonnen werden?
Die folgenden Gegensatzpaare halfen mir bei meiner Suche nach einer Antwort auf diese Frage:

- fester Rhythmus oder Fehlen eines festen Rhythmus,
- Kinder, die sich selber beschäftigen oder die beschäftigt werden,
- Kinder, die alleine einschlafen können oder die in den Schlaf gewiegt werden,
- Kinder, die lange schlafen oder die nur kurze Nickerchen halten,
- das Kind warm halten oder auskühlen lassen.

In dieser Zeit lernte ich in meiner Praxis durch eine niederländische Mutter und ihren bolivianischen Partner das straffe Wickeln kennen, auch «Pucken» genannt. Sie puckten ihre Tochter Mirza nach bolivianischer Tradition. Das Kind verlor auf diese Weise seine Unruhe, es wollte nicht mehr ständig trinken und schlief wieder mehr.

Pucken

Konnte das Pucken eine Antwort sein auf das Problem, das ich bei immer mehr Kindern feststellte? Ich war beeindruckt von dem, was mir Mirzas Mutter erzählte, und von der Zufriedenheit, die ihre kleine Tochter ausstrahlte. Das Pucken ging noch einen Schritt weiter als die Anwendung eines Beinwickel- oder Umschlagtuches, wie ich sie kannte.

erste Erfahrungen

Mit einigem Vorbehalt machte ich mich selber ans Pucken. Obwohl es eine uralte Methode ist, war es doch neu für mich. Ich fragte mich, ob es zeitgemäß war. Würde ich in der Lage sein, den Eltern zu vermitteln, welche Beweggründe und Gedanken dahinter standen? Ich müsste sie für unsere Zeit übersetzen. Es funktioniert nicht, etwas aus einer anderen Kultur oder Zeit einfach zu übernehmen.

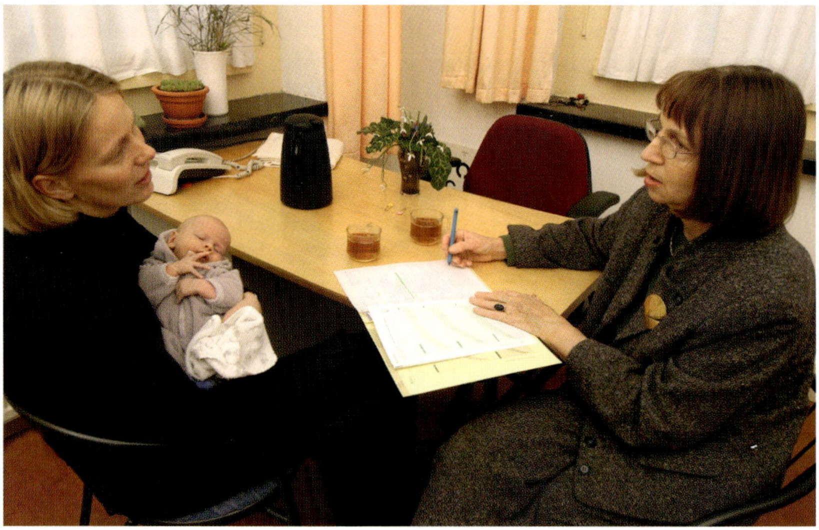

Die Autorin im Beratungsgespräch mit einer jungen Mutter.

Es war für mich eine jahrelange Entdeckungsreise, auf welcher es vor allem gut zu beobachten und zuzuhören galt. Ich beobachtete die Kinder genau und hörte den Eltern zu, bevor ich zum Pucken überging; auch während des Wickelprozesses blieb das Beobachten wichtig, und bei Bedarf wurde der geplante Ablauf modifiziert.

beobachten und zuhören

Bestimmte Gesetzmäßigkeiten begannen sich abzuzeichnen, und es wurde immer klarer, in welchen Fällen das Pucken angebracht war und in welchen nicht. Nach einer ausführlichen Besprechung mit dem Therapeutenteam, mit dem ich bei der Betreuung zweier Kinder zusammenarbeitete, fügte sich das Puzzle zusammen.

Basierend auf den Erfahrungen vieler Jahre konnte die Methode des Puckens schließlich den derzeitigen Ansichten angepasst und verbessert werden.

der heutigen Zeit angepasst

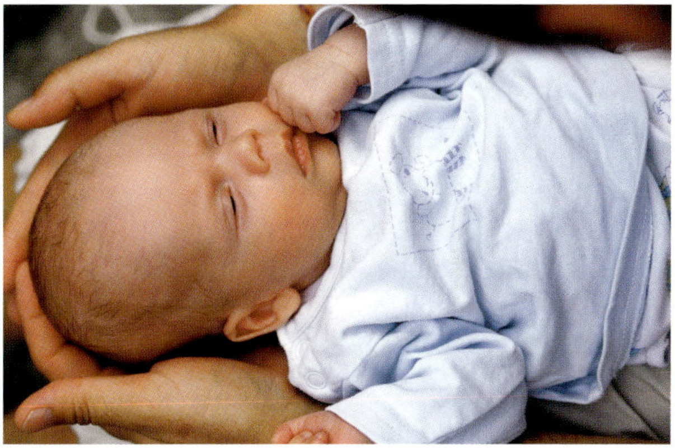

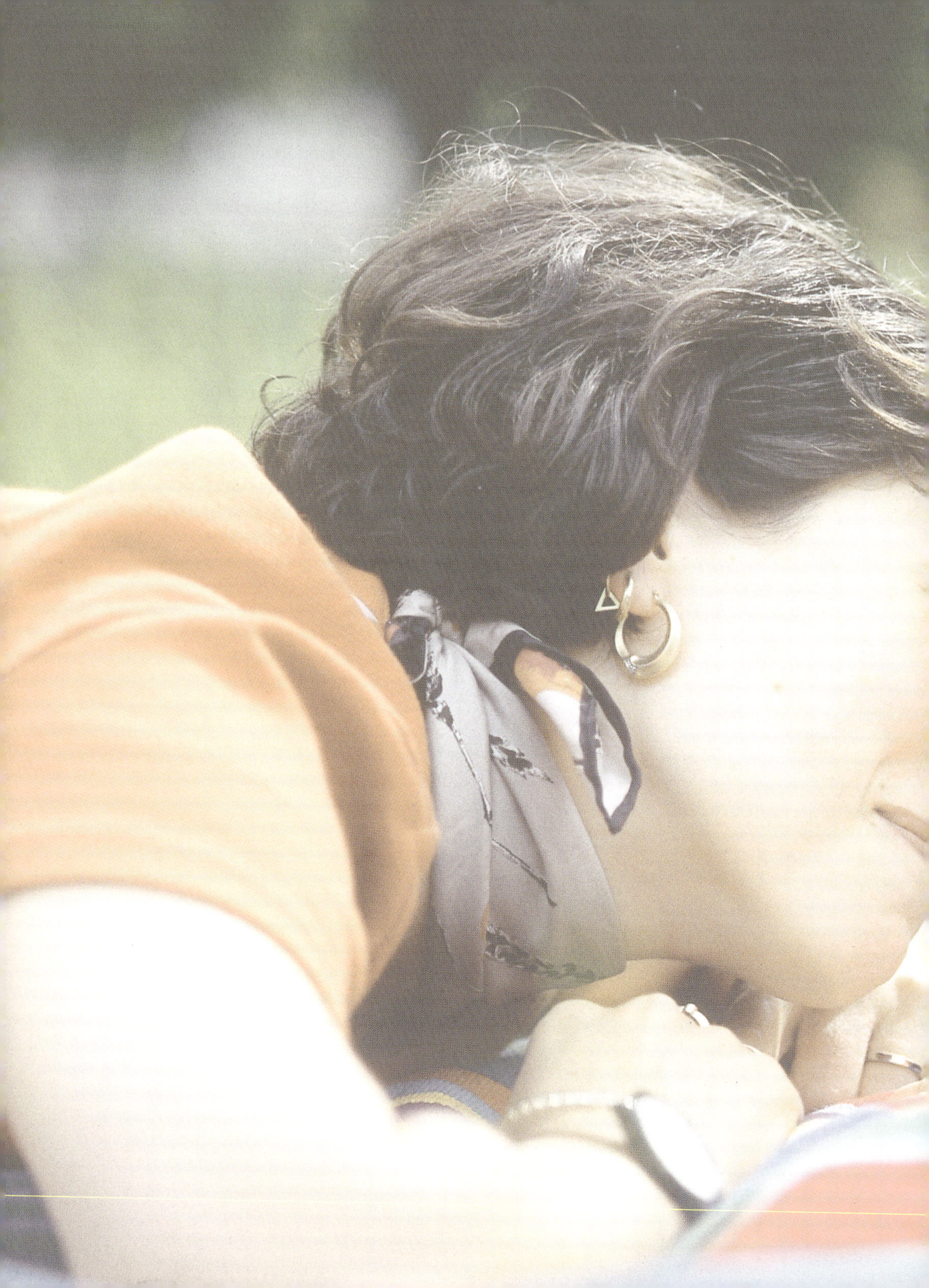

Erziehung

Was wir an dem Kinde tun,
das tun wir nicht bloß für den Augenblick,
sondern für das ganze Leben.

Rudolf Steiner

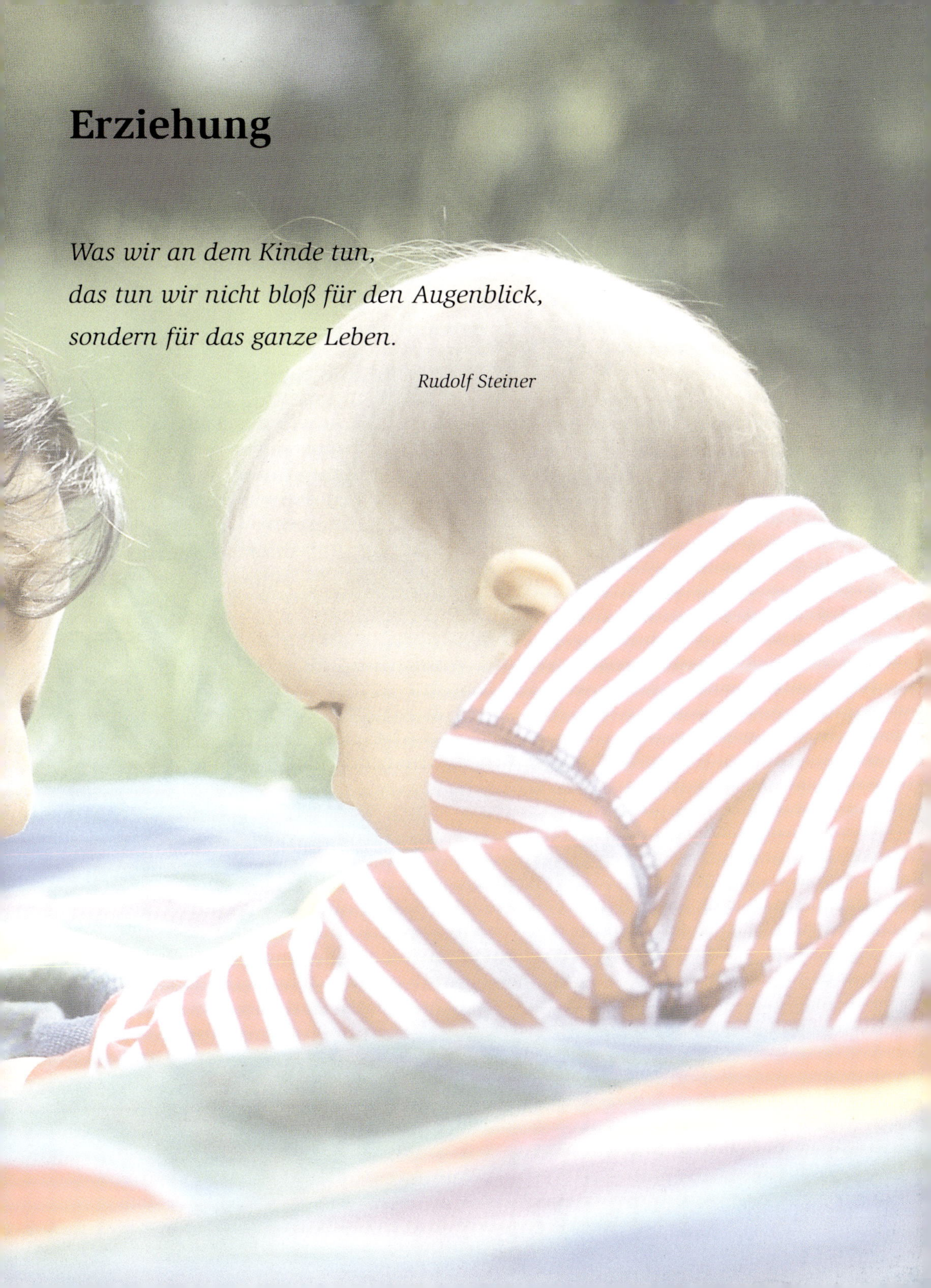

Erziehungstrends in den letzten Jahrzehnten

Ruhe, Rhythmus, Reinlichkeit

In den vergangenen Jahrzehnten gab es verschiedene Erziehungstrends. Während der vierziger und fünfziger Jahre waren die Säulen der Erziehung die drei «Rs» von Ruhe, Rhythmus und Reinlichkeit. Sie wurden von Mutter auf Tochter überliefert. Man machte alles so, wie es schon immer war, dachte wenig darüber nach und war vor allem damit beschäftigt, für das tägliche Brot zu sorgen. Außerdem kostete der Haushalt großer Familien viel Zeit, Waschmaschinen zum Beispiel gab es noch nicht. Heranwachsende durften nur wenig einbringen. Widerspenstigen Kindern las der Vater die Leviten. Danach wussten sie wieder für eine ganze Weile, woran sie sich zu halten hatten.

antiautoritäre Erziehung

In den sechziger und siebziger Jahren veränderten sich die Erziehungsmethoden radikal. Die Krise des Krieges war überwunden, es gab einen viel größeren Wohlstand und genug Arbeit. Die jungen Leute entledigten sich des Korsetts der vielen gefestigten Traditionen. Es ist die Zeit der Flowerpower-Bewegung und der zunehmenden individuellen Freiheit. Jeder darf über alles mitreden, alte Normen und Werte werden über Bord geworfen. Die antiautoritäre Erziehung kommt auf. Man hält Kinder nicht mehr für unmündig, sondern den Erwachsenen ebenbürtig, wie klein sie auch sein mögen. Autorität ist out. Eltern fühlen sich mehr als Freunde ihrer Kinder denn als Mütter und Väter. Es gibt immer weniger Regeln für die Kinder. Der Kinderwagen ist weitgehend vom Tragetuch abgelöst. Das Kind braucht nicht mehr in der Wiege zu schlafen, sondern kann überallhin mitgenommen werden. Erziehung ist nicht länger in erster Linie die Aufgabe der Mutter – weil sich Flaschennahrung immer mehr durchsetzt, können nun auch Väter bemuttern. Gestillt wird nicht mehr nach der Uhr, sondern nach Bedarf.

Grenzen verschwimmen

Es entstehen Krippen, da einerseits Mütter berufstätig werden und andererseits die Überzeugung herrscht, es fördere die soziale Entwicklung, wenn ein Kind schon von klein an daran gewöhnt ist, mit anderen Kindern zusammen zu sein. Es ist die Zeit des Laisser-faire; «Lass sie nur machen», alles ist erlaubt, alles geht. Grenzen verschwimmen, es gibt wenig Ge- und Verbote. Das Kind bekommt jeglichen Raum, sich auszuleben. Die alten Säulen der Erziehung – die Rs von Ruhe, Rhythmus und Reinlichkeit – werden geschleift.

Neben den Anhängern der antiautoritären Erziehung und des Laisser-faire gibt es viele, die einen Mittelweg zwischen den beiden Methoden einschlagen. Es wird immer schwieriger, nach dem Beispiel und mit Unterstützung der eigenen Familie zu erziehen. Die Individualisierung lockert die Familienbande, und Verwandte wohnen immer seltener in nächster Nähe.

ein Mittelweg

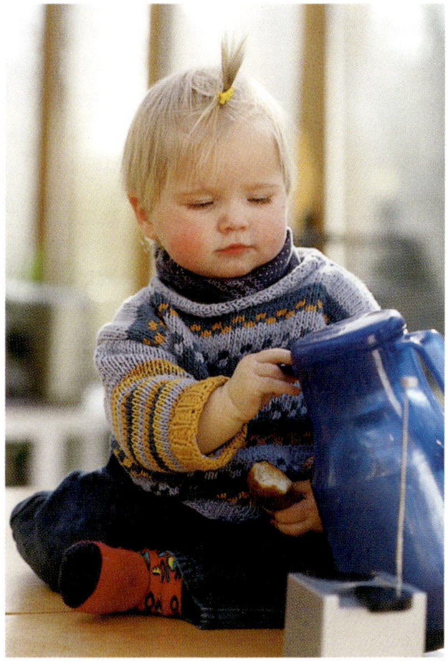

Seit einigen Jahrzehnten versuchen viele Eltern, sich in der Erziehung an dem Grundsatz «Alles ist erlaubt» zu orientieren – nicht immer zum Vorteil des Kindes.

Elternschaft heute

Heute, im 21. Jahrhundert, sind beide Erziehungsmethoden überholt. Wir haben erfahren, dass Erziehen ohne Grenzen zu setzen seine Schattenseiten hat.

In der heutigen Zeit wird weniger nach Tradition als nach eigenen Ansichten erzogen. Wir suchen unseren eigenen Weg, möchten alles richtig machen und vor allem anders als unsere Eltern. Doch die meisten heutigen Eltern wissen beim ersten Kind nicht so recht, wie sie vorgehen sollen. Populärwissenschaftliche Erziehungszeitschriften finden reißenden Absatz.

einen eigenen Weg suchen

Die Menge an Informationen macht es immer schwieriger, den Überblick zu behalten. Außerdem sind wir heutzutage in viel stärkerem Maße «Kopfmenschen», wodurch es schwieriger wird, aus Intuition oder einem natürlichen Wissen heraus Kinder großzuziehen.

Kinder als «vollwertige Gesprächspartner»

Es ist deshalb auch nicht verwunderlich, dass Kinder beispielsweise immer häufiger als vollwertige Gesprächspartner angesehen werden. Man könne ihnen die Wahrheit sagen, auch wenn sie noch so klein sind, und brauche nicht mehr die Geschichte vom Storch zu erzählen, wenn ein Dreijähriger fragt, woher die Babys kommen. Kinder hätten ein Recht auf eine ehrliche Antwort. Eigentlich bräuchten wir nichts mehr zu verbergen oder in ein Märchen zu «verpacken». Die Wahl eines Zweijährigen wird akzeptiert. Wenn er sagt, keinen Mittagschlaf mehr machen zu wollen, geben wir dem nach. Mit einem Dreijährigen kommunizieren wir auf Erwachsenenniveau. Die Warum-Fragen werden so wahrheitsgemäß wie möglich beantwortet. Für eine Erklärung nehmen wir uns alle Zeit der Welt, weil wir meinen, das Kind habe ein Recht darauf.

Gefühlsäußerungen interpretieren

Man hält Kinder nicht nur in verbaler, sondern auch in emotionaler Hinsicht für gleichwertig. Gefühlsäußerungen des Kindes interpretieren wir nach erwachsenen Maßstäben. Das Weinen des Kindes wird dann manchmal zu Unrecht als Kummer oder Einsamkeit gedeutet, und diese Deutung lässt nur eine Antwort zu, nämlich es hochzunehmen und zu trösten.

Individualisierung

Reizüberflutung

Auch die heutige Konsumgesellschaft mit ihrer Vierundzwanzig-Stunden-Wirtschaft macht das Erziehen nicht einfacher. Sie ist mit ein Grund dafür, dass der feste Rhythmus, im Kinderleben so wohltuend, im eigenen Leben oft nicht zu finden ist. Und durch die zunehmende Individualisierung ist das Erziehen eine wahre Kunst geworden. Es ist wirklich nicht leicht für junge Eltern, zu wissen, was ihr Kind tatsächlich braucht. Unsere Sinnesorgane werden auf eine harte Probe gestellt, doch wir bemerken das meistens nicht, weil wir uns so daran gewöhnt haben. Deshalb übersehen wir, dass Kinder sehr leicht mit zu vielen Eindrücken überflutet und überreizt werden können.

Das Medium Fernsehen ist nicht mehr aus dem Wohnzimmer wegzudenken. Schon um sechs Uhr gibt es das Frühstücksfernsehen, und das Kleinkind findet zielsicher die An/Aus-Taste. Ruhe im Wohnzimmer wird als bedrohlich empfunden, man braucht die Berieselung durch das Radio. Die Informationsflut durch die Medien und das Internet macht uns schwindeln; der riesige Markt der Frauenzeitschriften und Elternmagazine scheint die Richtlinien anzugeben für alles, was wir für unsere Kinder brauchen. Die Werbung gibt vor, dem Interesse des Kindes zu dienen, zielt aber tatsächlich auf einen größtmöglichen Absatz. Die Spielzeugindustrie richtet sich schon lange nicht mehr an die Eltern, sondern an das Schulkind selber mit seinem ganz gut gefüllten Portemonnaie. Und sie verschiebt ihre Grenzen immer weiter nach unten, bis hinein ins Zimmer eines Babys.

Werbung

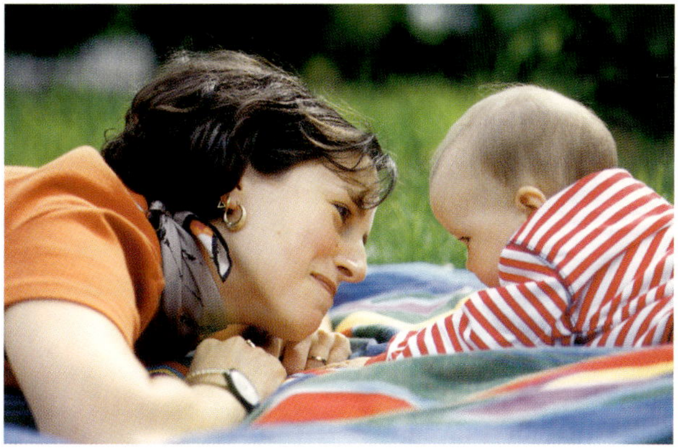

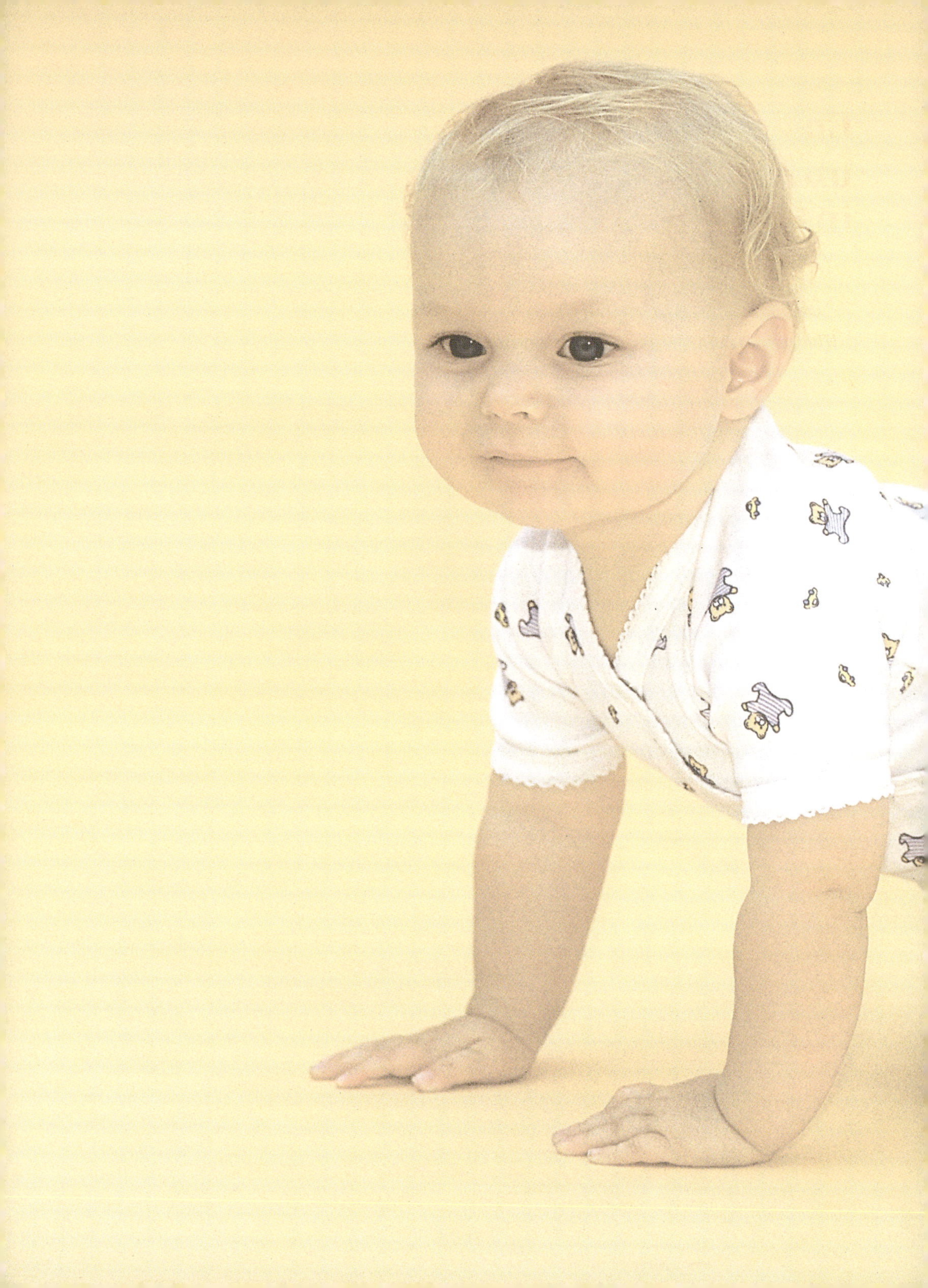

Entwicklungsphasen und ihre Gefahren in den ersten drei Lebensjahren

Kinder sind Rätsel von Gott und schwerer als alle zu lösen;
aber der Liebe gelingt's, wenn sie sich selber bezwingt.

Friedrich Hebbel

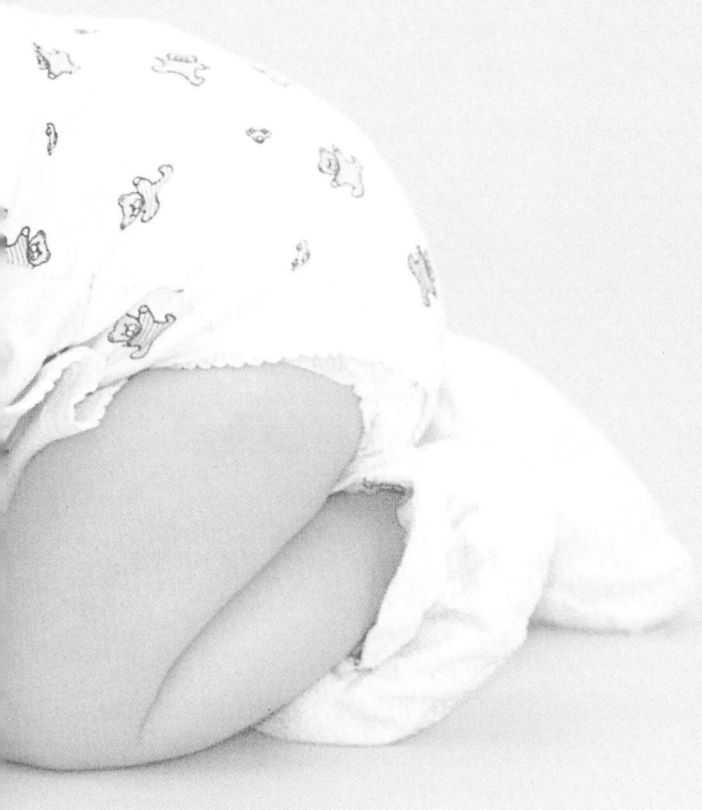

Verhaltensänderungen

Wenn man etwas über die Entwicklungsphasen des Kindes und die entsprechenden Veränderungen in ihrem Verhalten weiß, kann das oft eine Hilfe sein, um Probleme zu vermeiden. Ohne diese Einsicht bergen die Verhaltensänderungen die Gefahr, dass sich unerfreuliche Gewohnheiten eingeschlichen haben, bevor man es bemerkt. Schlechte Gewohnheiten setzen sich schnell fest, aber sind nur schwer wieder abzustellen – es wäre besser, sie von vornherein zu vermeiden. Deshalb wird in diesem Buch auch ausführlich auf dieses Thema eingegangen werden. Selbstvertrauen und Freude beim Erziehen werden zunehmen, wenn intuitives Wissen von Einsicht ergänzt wird.

neues Gleichgewicht

Die Geburt eines Kindes verändert das Leben völlig. Mit der Zeit findet die Familie ein neues Gleichgewicht, das in den ersten drei Lebensjahren aber durchaus auch wieder gestört werden kann. Der Grund dafür kann eine neue Entwicklungsphase sein, in der das Kind plötzlich ein Verhalten zeigt, das man nicht versteht.

schnelle Abfolge der Entwicklungsphasen

In den ersten drei Jahren folgen diese Phasen dicht aufeinander. Sobald man meint, in ruhigem Fahrwasser zu sein, taucht die nächste auf. Man kann das Gefühl bekommen, dauernd hinter den Tatsachen herzulaufen. Wenn Sie auf die verschiedenen Entwicklungsphasen nicht entsprechend eingehen, kann das viele Folgen haben: Das Kind quengelt und weint immer mehr, kann sich immer weniger alleine beschäftigen und entwickelt einen immer chaotischeren Schlaf- und Mahlzeitenrhythmus.

Fundament für Erziehung und Entwicklung

Den ersten sechs Wochen im Leben eines Kindes werde ich im Folgenden besondere Aufmerksamkeit widmen, weil hier das Fundament für die Erziehung und Entwicklung bis hin zum Erwachsenwerden gelegt wird. Die Erfahrung hat außerdem gezeigt, dass zahlreiche Probleme, die sich in Unruhe und übermäßigem Weinen äußern, meist unbemerkt in der ersten oder zweiten Lebenswoche entstehen.

Das Neugeborene in den ersten sechs Wochen

«zwischen Himmel und Erde»

Das Neugeborene befindet sich gleichsam zwischen Himmel und Erde. Der Blick ist noch ungerichtet. Die meiste Zeit verbringt es mit Schlafen oder Trinken. Nach dem Stillen schläft das Baby leicht auf dem Arm ein und lässt sich ruhig in die Wiege legen, um weiterzuschlafen.

Hautkontakt

Es erfährt unsere Welt vor allem über den Hautkontakt. Insbesondere die Arme sind von Geburt an mehr oder weniger in Bewegung, und es «lächelt» schon bald – doch dies alles geschieht noch unwillkürlich.

Geborgenheit

So geborgen, wie es in der Gebärmutter war, wird Ihr Baby sich nie wieder fühlen. Die angenehme Wärme und dass es die Begrenzung durch Ihren Körper bei jeder Bewegung spürt, all das entfällt nach der Geburt abrupt. Stattdessen empfindet es Kälte und Hunger, und wenn es die Arme bewegt, ist da der grenzenlose Raum. Halten Sie deshalb die Welt für sich selber und das Baby während der ersten Wochen noch etwas klein.

neuer Lebensrhythmus

Sie werden sich schneller wieder fit fühlen, wenn Sie sich selber die Chance geben, sich an den neuen Lebensrhythmus mit Ihrem Baby zu gewöhnen. Dosieren Sie die Wochenbettbesuche und lassen Sie Ihr Kind nicht von Hand zu Hand gehen – das kann es sehr verstören. Schützen Sie Ihr Kind vor zu vielen Reizen aus der Umgebung.

Spielzeug

Spielzeug ist in den ersten sechs Wochen völlig überflüssig, so kuschelig eine Reihe von Schmusetieren auch aussehen mag. Ein Wiegenpüppchen ist genug. Lassen Sie Baby Gym oder ähnliches über dem Kind herabhängendes Spielzeug und Musikkassetten in den ersten drei Monaten lieber weg – Ihr Kind fängt damit nichts an, auch wenn es manchmal anders aussieht. Ein Kind in diesem Alter ist schnell vollkommen dem Baby Gym oder dem Mobile ausgeliefert, das von Ihnen andauernd in Bewegung gesetzt wird. Es kann sich nicht davon lösen und wird überreizt.

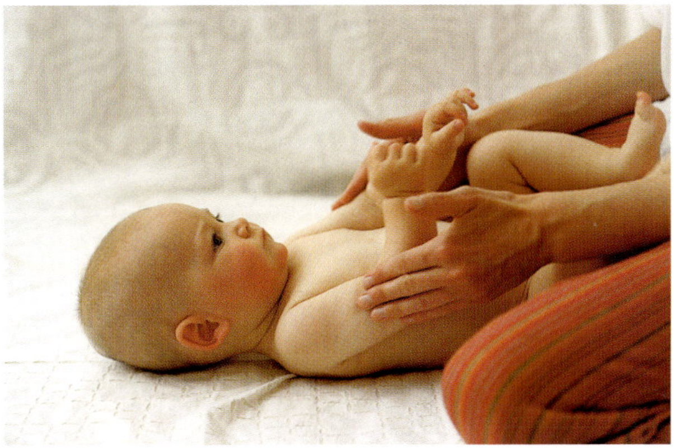

In der ersten Zeit erfährt das Baby die Welt vor allem über den Hautkontakt.

Wärme als Schlüsselbegriff

das Kind mit Wärme umgeben

Wenn das Baby es schön warm hat, fühlt es sich behaglich und geborgen. Die Wärme, mit dem Sie es buchstäblich und im übertragenen Sinne umgeben, ermöglicht es ihm, sich gesund zu entwickeln. Gleichmäßige Wärme und auch im Bett warme Hände und Füße zu haben ist wichtig für das Kind. Zu warm darf es selbstverständlich auch nicht sein. Wenn ein Kind ungleichmäßig warm ist, wird es sich unbehaglich fühlen und es kann unruhig werden oder sogar Bauchkrämpfe bekommen – es ist besser, wenn Sie dies von vornherein vermeiden.

Kleidung

Mützchen

Während der ersten Wochen wärmt ein Mützchen aus Seide, weicher Wolle oder Baumwolle (je nach Jahreszeit) den Kopf des Babys. Dieser macht immerhin ein Viertel seines Körpers aus, deshalb kann viel Körperwärme durch ein unbedecktes Köpfchen verloren gehen. Lassen Sie aber die Stirn frei, damit ein Zuviel an Wärme abgegeben werden kann. Wenn Sie Ihr Kind pucken, darf ihm keine Mütze angezogen werden.

natürliche Materialien

Sorgen Sie für warme Kleidung, am besten aus natürlichen Materialien, die die Körperwärme halten und überschüssige Wärme «ausatmen». Es gibt Hemdchen und Bodys aus Wolle oder einem Wolle-Seide-Gemisch, die sich genauso dünn und weich anfühlen wie Baumwollhemdchen. Die wärmeisolierende Wirkung von Kleidung hängt davon ab, wie viel Luft im Gewebe und zwischen den Kleidungsstücken gespeichert wird. Wollsachen enthalten mehr Luft als solche aus Baumwolle. Ziehen Sie Ihrem Kind bei Baumwollsachen auf jeden Fall zwei Schichten langer Ärmel an, die bis zur Hand reichen, so dass die Körperwärme durch die wärmeisolierende Luft zwischen den Schichten besser gehalten wird. Dann werden auch die Hände, die meistens über der Decke liegen, weniger auskühlen. Für Kinder, die sich schnell freistrampeln oder sehr kälteempfindlich sind, ist das altmodische Ärmeljäckchen optimal.

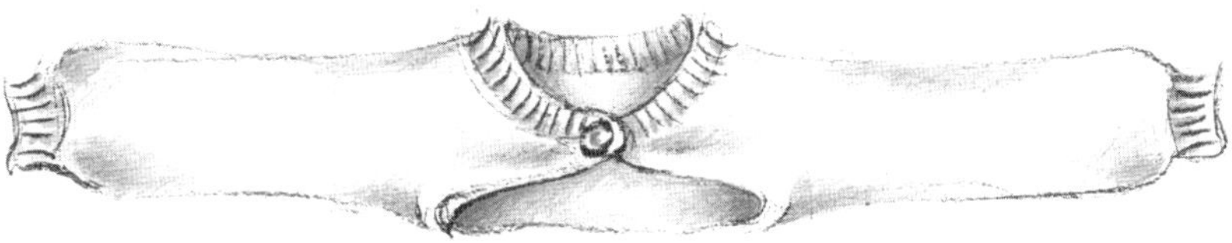

Wenn sich Ihr Kind oft freistrampelt oder sehr kälteempfindlich ist, kann ein Ärmeljäckchen gute Dienste leisten.

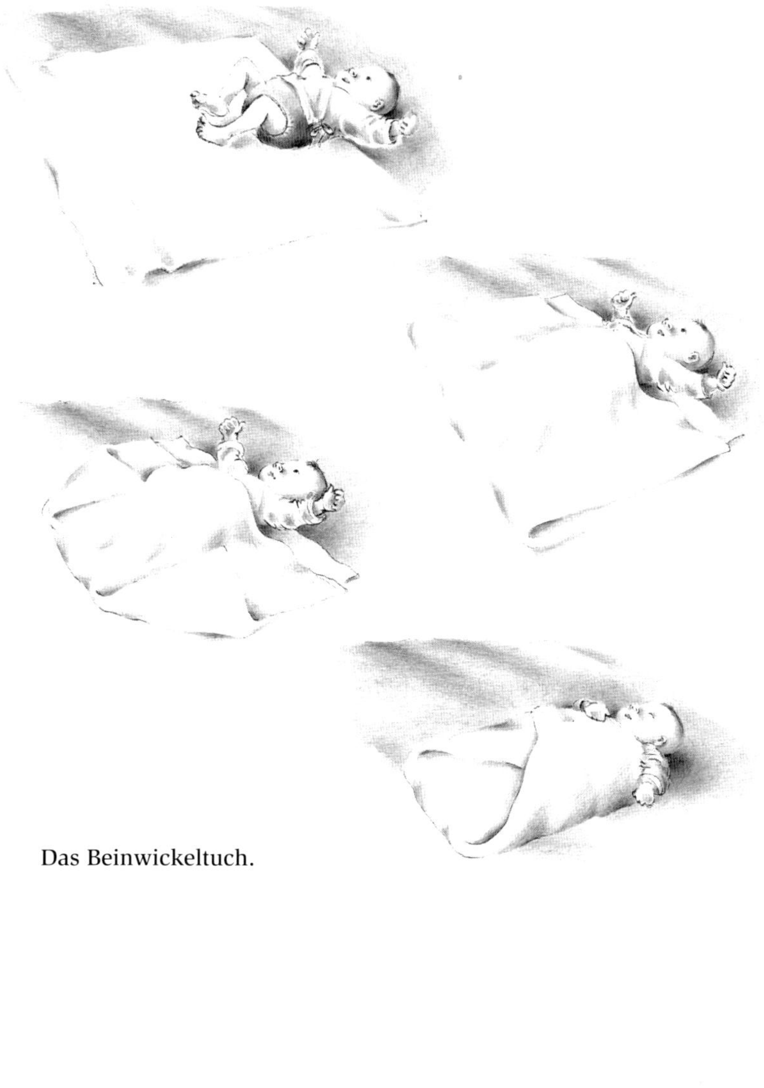

Das Beinwickeltuch.

Das Umschlag- oder Beinwickeltuch

Statt Höschen ist in den ersten sechs Wochen das Beinwickeltuch sehr viel praktischer. Eingewickelt bleibt der Unterkörper schön warm und das Kind spürt beim Strampeln die eigenen Beine und Füße durch die Begrenzung des Tuches. Verwendet man Höschen, sind dagegen die Unterschenkel oftmals unbedeckt, was sowohl im Sommer als auch im Winter zu unnötigem Wärmeverlust führt. Die Begrenzung durch das Beinwickeltuch wirkt beruhigend. Das Tuch soll das Kind so locker umschließen, dass es mit den Beinen in der natürlichen Spreizhaltung liegen kann, damit die Hüftentwicklung nicht behindert wird.

Begrenzung

Das Bett

Nach der Geborgenheit, die das Kind in der Gebärmutter empfunden hat, wird es sich in einer Wiege sicher am wohlsten fühlen, so praktisch ein mitwachsendes Bett auch sein mag. Man kann das Gefühl der vertrauten Begrenztheit noch steigern, indem man die Decke fest unter die Matratze steckt. Diese Decke sollte ausreichend groß sein und bis zum Kinn reichen. Eventuell können Sie Ihr Kind zusätzlich noch in ein Umschlagtuch wickeln.

die Decke unter die Matratze stecken

Das Bett nach Maß, mit der festen Begrenzung durch das Bettzeug, gibt Ihrem Kind Geborgenheit und fördert damit die Dauer und Qualität des Schlafes ganz entscheidend. Das reflexhafte oder durch normale Säuglingskrämpfe verursachte Zucken der Arme wird so weit eingeschränkt, dass es den Schlaf kaum beeinträchtigen wird. (Eine detaillierte Beschreibung des Bettes erfolgt in dem Kapitel «Bedingungen für eine sichere und erfolgreiche Anwendung», Seite 126 ff.)

Qualität des Schlafes

Die Zimmertemperatur

Es ist sehr viel besser, das Kind so anzuziehen und zuzudecken, dass es die eigene Körpertemperatur halten kann, als die Zimmertemperatur zu erhöhen.

Stimmen Sie Kleidung und Bettdecke des Neugeborenen auf eine Zimmertemperatur von 17 bis 18 °C ab. In den ersten Tagen nach der Geburt wird die Hebamme oder Kinderkrankenschwester Sie darüber informieren, wie lange und in welchem Maße Wärmflaschen nötig sind. Kann Ihr Kind seine Temperatur ohne Wärmflaschen selber halten, ist eine niedrigere Zimmertemperatur von 15 bis 18 °C zu emp-

Kleidung und Decke auf die Temperatur abstimmen

fehlen. Bei wärmerem Wetter werden Sie Kleidung und Decke anpassen müssen, damit Ihr Kind es nicht zu warm hat. Decken Sie Ihr Kind auch bei warmem Wetter wenigstens mit einem Bettlaken zu, damit es sich nicht im freien Raum verliert, was Unruhe zur Folge hätte.

warmes Wetter

Die Mahlzeiten und der Schlaf

Beim Stillen dreht sich in den ersten Tagen alles darum, die Milchproduktion in Gang zu bringen. Es ist wichtig, schon bald auf einen festen Rhythmus beim Stillen zu achten und diesen im Zusammenhang mit dem Schlafen zu sehen. Wenn es nach zwei bis drei Tagen mit dem Stillen schon ganz gut klappt, ist es wünschenswert – auch beim Stillen nach Bedarf –, zwischen den Mahlzeiten mindestens zwei Stunden verstreichen zu lassen. Das ist notwendig, um das Kind und seine Verdauung etwas zur Ruhe kommen zu lassen. Für Ihr Kind ist es ganz natürlich, sofort nach dem Aufwachen zu trinken und bei den ersten Anzeichen von Müdigkeit wach ins Bett gelegt zu werden. So kann ein eigener Schlaf- und Trinkrhythmus entstehen, der allen gut tut. Mehr darüber im Kapitel «Der Zusammenhang zwischen Schlafen und Füttern» (Seite 60 f.).

Rhythmus beim Stillen

Wenn das Kind schlafen soll

Legen Sie Ihr Kind wach ins Bett, so dass es alleine einschlafen kann. Das bedeutet selbstverständlich nicht, dass man ein Neugeborenes wecken sollte, wenn es in den ersten Tagen durch die Anstrengung bereits beim Trinken einschläft.

das Kind wach ins Bett legen

Manche Kinder weinen vor dem Einschlafen kurz – höchstens zehn Minuten. Gönnen Sie Ihrem Kind dieses Weinen, es gehört für einige Kinder einfach dazu und ist kein Zeichen von Kummer. Es verhindern zu wollen kann zu Schlafproblemen führen, die dann wiederum Unruhe und verstärktes Weinen nach sich ziehen.

Weinen

Wenn Sie Ihr Kind wach ins Bett legen, wird es mit der Zeit sein Bettchen als Schlafplatz wiedererkennen und sich dadurch dem Schlaf hingeben können. Das passiert nicht, wenn Sie Ihr Kind immer schlafend ins Bett legen. Zwar scheint das Schlafenlegen nach dem Trinken auf diese Weise wunderbar einfach zu sein, und in den ersten ein, zwei Lebenswochen schläft ein Neugeborenes dann oft zwei Stunden lang. Wird diese Angewohnheit aber weiter praktiziert, ändert sich

das Bett als vertrauter Schlafplatz

immer kürzere Schlafdauer

das schon bald. Viele Kinder schlafen mit der Zeit immer kürzer oder wachen gar in dem Moment wieder auf, in dem sie hingelegt werden. Über den Grund dafür kann ich nur Vermutungen anstellen. Vielleicht bemerkt das Kind unbewusst, dass es nicht mehr in Ihren Armen liegt. Je älter das Kind wird, desto schneller wird es das bemerken. Weil man nicht weiß, wie viel Schlaf ein Kind im Allgemeinen braucht, wird eine kürzere Schlafdauer (von einer halben bis zu einer Stunde) akzeptiert. Man glaubt, dass es dem Kind reicht, weil es älter wird.

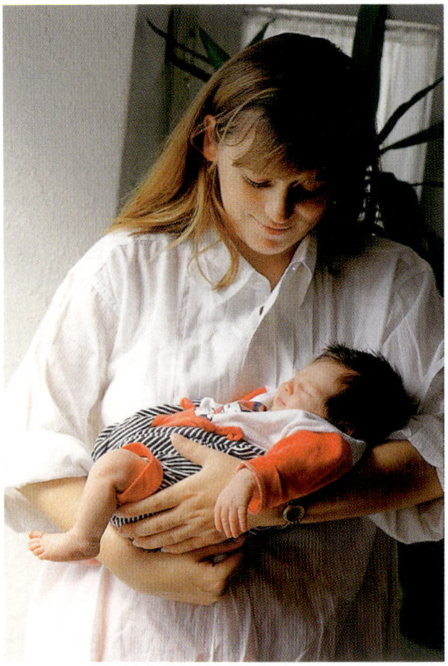

Es ist ein schönes Gefühl, ein friedlich schlummerndes Baby auf dem Arm zu halten. Achten Sie aber darauf, dass dies nicht zur Gewohnheit wird und dass Sie Ihr Kind möglichst immer wach ins Bett legen, damit es lernt, alleine einzuschlafen.

Folgen

Wenn Sie Ihr Kind weiterhin schlafend ins Bett legen, hat das auch auf längere Sicht hin Folgen:

- In den ersten zwei Wochen kann ein Kind, das schlafend ins Bett gelegt wird, bis zu zwei Stunden am Stück schlafen.
- Ist ein Kind drei bis sechs Wochen alt und legt man es schlafend ins Bett, wird es innerhalb einer halben Stunde aufwachen. Es meldet sich weinend und lässt sich nicht mehr ins Bett zurücklegen. So kommt es, dass es nur noch kurze Nickerchen macht.

- Mit etwa sechs Wochen erwacht das Kind in dem Moment, wenn es ins Bett gelegt wird. Weinend lehnt es das Bett ab. Man muss es auf dem Arm herumtragen, bis es einschläft, und kann es dann mit etwas Glück kurz hinlegen. Klappt das nicht, macht es auf dem Arm sein Nickerchen. Es schläft dafür, völlig übermüdet, die Nacht durch, um zu «überleben».
- Mit etwa drei Monaten gelingt es nicht mehr, das Kind ins Bett zu legen, weder schlafend noch wach. Es schläft tagsüber kaum noch, dafür aber immer noch die ganze Nacht hindurch.
- Mit etwa fünf Monaten macht sich die Unruhe auch nachts bemerkbar und das Einschlafen gestaltet sich abends immer schwieriger. Das Kind ist nun physisch so stark, dass es sich sogar nachts wach halten kann.

eine Frage der Gewöhnung

Offenbar kann man ein Kind daran gewöhnen, schlafend ins Bett gelegt zu werden, was dazu führt, dass es nicht lange genug am Stück schläft. Man kann es jedoch auch daran gewöhnen, wach ins Bett gelegt zu werden, um dann von selbst einzuschlafen. Wenn man dem Kind Gelegenheit gibt, das Bett wiederzuerkennen, wird es zu einem vertrauten Ort. Dieses Vertrauen ermöglicht es dem Kind, sich dem Schlaf zu überlassen, und es wird so lange schlafen wie nötig, nicht kürzer und nicht länger. Im Kapitel «Der Schlaf» wird die Bedeutung des Schlafes ausführlicher erörtert werden (Seite 57 ff.).

> Die Angewohnheit, das Kind schlafend ins Bett zu legen, führt innerhalb von vier bis sechs Wochen dazu, dass es immer schlechter schläft.

Mit etwa sechs Wochen

wach für die Welt

Ein gesundes Kind von etwa sechs Wochen schaut Sie an und lächelt Ihnen zu. Es wird zusehends wach für die Welt, die es umgibt. Nach den Mahlzeiten kann es immer länger aufbleiben, um tastend und schauend die Umgebung zu erkunden, die innerhalb seines Gesichtsfeldes liegt. Es lässt zarte Laute hören und reagiert auf die Stimmen der Mitbewohner. Wenn das Kind müde ist, wird dies für den aufmerksamen Beobachter sichtbar und hörbar werden.

Weinen vor dem Einschlafen

Legt man das Kind immer bei den ersten Anzeichen von Müdigkeit ins Bett, wird es das widerstandslos akzeptieren. Manche Kinder weinen zwar kurz vor dem Einschlafen – es scheint, als kämen sie beim Übergang vom Wachen ins Schlafen in eine Art ungeliebtes Niemandsland. Das Weinen kann aber auch eine Hilfe sein, um sich von der Umgebung abzuschotten. Die Arme beginnen sich heftiger zu bewegen und es sieht so aus, als verlören sie kurz jeden Halt. Eltern, die gelernt haben, dieses Weinen zuzulassen, werden die Erfahrung gemacht haben, dass ihr Kind innerhalb einiger Minuten, manchmal mitten in einem lauten Schrei, still wird. Es schläft.

Mit etwa drei Monaten

Kontaktsuche

Das Kind, das bis jetzt Brust oder Flasche ein einem Zug leer trank, wird diese nun loslassen, wenn der größte Hunger gestillt ist, um mit einem breiten Lachen Aufmerksamkeit zu erheischen. Es hat gelernt, dass Lachen und Gurren beantwortet werden. Es wird neugierig und sucht immer mehr Kontakt. Der Charakter des Kindes bestimmt die Intensität, mit der dies geschieht. Je mehr Sie darauf eingehen, desto stärker ermuntern Sie es, weiterzumachen.

äußere Anreize verringern

Vielen Kindern muss man in der ersten Woche dieser großen Errungenschaft – gezielt Kontakt aufzunehmen – helfen, bei der Mahlzeit zu bleiben. Man kann die äußeren Anreize verringern, indem man vorübergehend im Bett liegend füttert oder sich beim Sitzen in ein Tuch hüllt, in ruhiger Umgebung, ohne Radio oder Telefon. Wenn Sie das vergnügte Lachen des Kindes nur mit einem Lächeln beantworten, wird es sich eher wieder Brust oder Flasche zuwenden.

> Wenn die Eltern während der Mahlzeiten aus lauter Überschwang immer weiter begeistert auf das Lachen und die Laute ihres Kindes reagieren, kann es passieren, dass es weniger trinkt. Ist der erste Hunger gestillt, wird das Kind die Freude am Schäkern dem Trinken vorziehen. Es wird dann viel öfter nach einer Mahlzeit verlangen, weil es schon bald wieder Hunger hat. Dieses Trinkverhalten wird den Schlafrhythmus negativ beeinflussen.

«Entdeckung» der Hände

Das drei Monate alte Kind entdeckt die eigenen Hände und lernt, gezielt nach etwas zu greifen. Damit erweitert sich seine Welt. Es kann sich willentlich von der Brust wegdrücken oder den Kopf abrupt von Brust oder Flasche abwenden. Auch dadurch kann ein chaotisches und unruhiges Trinkverhalten entstehen. Dies verunsichert die stillende Mutter. Sie beginnt sich zu fragen, ob sie noch ausreichend Milch hat oder ob ihr Kind ein Spielchen mit ihr treibt.

«Erwachen» der Beine

Bei einem Kind in diesem Alter «erwachen» auch die Beine. Dies zeigt sich durch begeistertes Strampeln, Lostreten der Decken im Bett und dadurch, dass es sich vom Rand des Laufstalls wegstemmt. Liegt das Kind in Ihren Armen, wird es sich immer mehr aufrichten wollen und sich dazu mit den Füßen abstoßen.

Es ist wunderbar zu erleben, wie das Kind sich von Kopf bis Fuß seines eigenen Körpers bewusst wird. Es ist nicht länger ein Wesen, das bewegt wird, sondern es bewegt sich selber.

Liegen auf einem flachen Untergrund

Naturgemäß befindet sich das Kind mit drei Monaten noch vorwiegend in der Horizontalen. Statt Wippe oder tragbaren Babysitzen (Maxi Cosi) empfiehlt sich deshalb die waagerechte Fläche des Laufstalls oder des Fußbodens sehr viel mehr. Das Liegen auf einem festen, flachen Untergrund ist die Voraussetzung dafür, sich bewegen und aufrichten zu können.

Weinen

Bis zum Alter von drei Monaten bedeutet das Weinen eines gesunden Kindes meistens «Ich bin müde» oder «Ich habe Hunger». Mit etwa drei Monaten kann es dann bedeuten, dass sich das Kind langweilt, weil das richtige Spielzeug fehlt – es hat nämlich entdeckt, dass es die Hände gezielt einsetzen kann. Deshalb möchte es auch nach Herzenslust üben: Es streckt sich nach allem, ergreift und hält fest, was in seiner Reichweite ist.

Spielzeug

Spielzeug direkt neben dem Kind befindet sich oft außerhalb seines Gesichtsfeldes. Auch das sich hoch über ihm drehende Mobile ist jetzt nicht interessant, denn das kann es nur anschauen. An passendem Spielzeug, das an einer sicheren Leine in seiner Reichweite hängt, oder an einem Baby Gym (siehe Seite 51) wird es dagegen viel Freude haben. Wenn sich das Spielzeug nicht direkt über seinem Gesicht befindet, ist das Kind ihm auch nicht ausgeliefert. Es kann ja den Kopf dorthin wenden, wo nichts hängt.

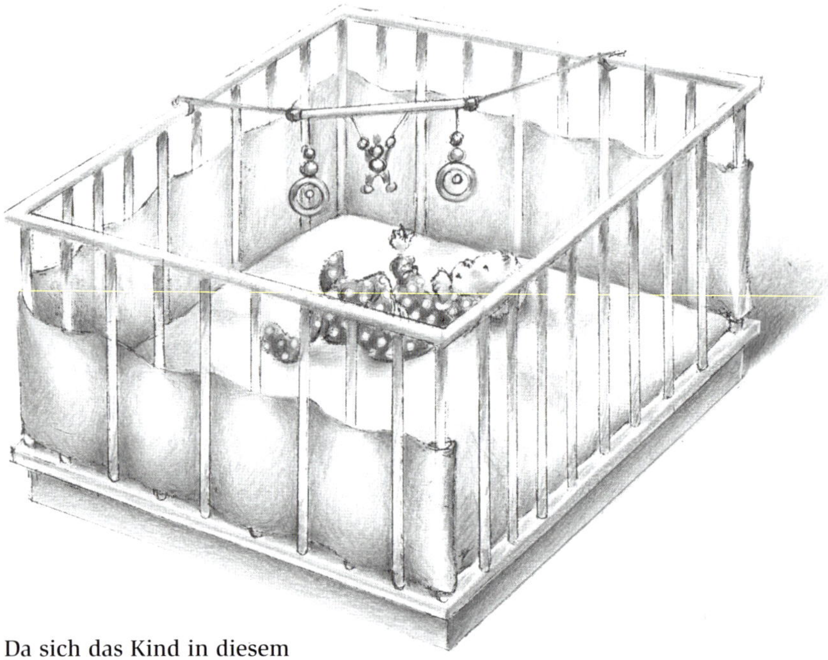

Da sich das Kind in diesem Alter noch vorwiegend in der Horizontalen aufhält, aber schon große Freude an einfachem Spielzeug hat, ist es sinnvoll, die Spielsachen über ihm anzubringen. Sie sollten nur gut befestigt sein und nicht direkt über seinem Kopf hängen.

Das Verhalten des Kindes aus unserem eigenen Blickwinkel zu interpretieren kann zu falschen Schlussfolgerungen führen. Zum Beispiel: Wenn mein Kind keine Decke möchte, will es noch nicht schlafen. Oder: Da mein Kind sich gerne aufrichtet, fühlt es sich auch in seiner Wippe sehr wohl.

Mit etwa sechs Monaten

feste Nahrung

Nun beginnt der Säugling die Welt zu erobern. Er möchte jetzt feste Nahrung mit einem Löffel essen. Das fällt ihm erst mal nicht leicht, denn dazu bedarf es ganz anderer Mundbewegungen als beim Trinken an der Brust oder aus der Flasche. Deshalb kommt anfangs jeder Löffel Nahrung, nachdem er im Mund verschwunden ist, dreimal wieder heraus. Das Kind prustet, spuckt und produziert Luftbläschen als Reaktion auf das ganz neue Gefühl des Löffels und der Nahrung im Mund. Das bedeutet nicht, dass es ihm nicht schmeckt, sondern es ist seine Art, diese neue Welt zu erkunden. Es ist wichtig, sein Verhalten richtig zu interpretieren.

Für den Lernprozess ist es notwendig, kontinuierlich weiter feste Nahrung anzubieten. Dann wird das Kind schnell begreifen, wie es gemeint ist. Es wird sich nur schwer oder möglicherweise überhaupt nicht an das neue Essen gewöhnen, wenn man immer wieder Pausen einlegt oder eventuell einige Tage damit aufhört. Denn in dieser Entwicklungsphase sind die meisten Kinder so weit, dass sie mit dem Löffel gefüttert werden können. Lässt man diese dafür sensible Phase verstreichen, kann ein Essproblem entstehen.

Essprobleme

Wenn das Kind zu lange nur flüssige Nahrung zu sich nimmt, wird es mit etwa neun bis zehn Monaten häufig nicht richtig satt werden und dann vermehrt quengeln. Auf diese Weise kann sich auch die Gewohnheit, Nachtmahlzeiten zu geben, wieder einschleichen. Hier zeigt sich wieder, wie sehr ein gesunder, altersentsprechender Schlafrhythmus vom Essverhalten abhängt.

Schlafrhythmus und Essverhalten

Wenn das Kind beim Essen prustet und die Nahrung wieder ausspuckt, dürfen wir dies nicht aus unserem eigenen Blickwinkel interpretieren im Sinne von «Mein Kind mag das nicht» oder «Mein Kind ist noch nicht so weit». Wird die feste Nahrung nicht konsequent eingeführt, können Essprobleme entstehen, die Schlafschwierigkeiten durch Hunger nach sich ziehen.

Mit sechs bis neun Monaten

Trennungsangst

Ein Kind in diesem Alter zeigt meist eine mehr oder weniger ausgeprägte Trennungsangst. Dies weist auf ein beginnendes Unterscheidungsvermögen hin. Wenn Sie das Zimmer verlassen, kann es passieren, dass Ihr Kind auf einmal laut zu weinen anfängt. In dieser Phase ist noch immer alles, was sich außerhalb seines Gesichtsfeldes befindet, für das Kind nicht mehr existent. Trotzdem soll es durch Erfahrung lernen, dass Sie wiederkommen. Es ist nicht wünschenswert, diesen Kummer des Kindes, der als Lernerfahrung zum Großwerden dazugehört, zu vermeiden. Man kann dem Kind jedoch etwas dabei helfen. Gehen Sie zum Beispiel selbstsicher aus dem Zimmer, aber lassen Sie es Ihre Stimme weiterhin hören, indem Sie sprechen oder singen. Eine selbstsichere Haltung weckt Vertrauen. Gehen Sie nicht auf seine Unsicherheit ein. Wenn Sie am Bett sitzen bleiben, bis Ihr Kind schläft, signalisieren Sie ihm: «Es ist auch wirklich unheimlich, alleine einzuschlafen.»

selbstsichere Haltung

«Kuckuck»-Spielchen

In dieser Entwicklungsphase erfreuen sich die «Kuckuck»-Spielchen großer Beliebtheit: Man legt Sachen in eine Schachtel und nimmt sie wieder heraus, legt Tücher über Gegenstände und zieht sie wieder weg, oder man legt sich ein Tuch über den Kopf und lässt es vom Kind wieder herunterziehen. So lernt das Kind spielenderweise, dass etwas, das nicht mehr sichtbar ist, trotzdem nicht aufgehört hat zu existieren.

Fremdeln

Nun beginnt das Kind auch zwischen fremden und bekannten Gesichtern zu unterscheiden. Sein Weltbild, in dem zuvor alles eins war, verändert sich. Gegenstände und Menschen werden unterschieden und in ihrer Eigenheit erkannt. Das Fremdeln setzt ein. Das Kind reagiert zurückhaltend oder sogar mit lautem Weinen, wenn jemand anderes als die bekannte betreuende Person es hochnimmt. Dieser andere kann sogar die vertraute Babysitterin oder die Oma sein.

Nicht nur das Bewusstsein für die Welt ringsum erweitert sich, auch körperlich wird robbend, rollend und krabbelnd immer mehr Raum erobert.

> Wenn die Trennungsangst nicht verstanden wird und man gefühlsmäßig auf die Emotionen des Kindes reagiert, können Schlafprobleme entstehen.

Mit etwa vierzehn Monaten

Die Bewusstseinsentwicklung schreitet in diesem Alter wieder ein Stück fort: Das Kind bekommt eine ortsgebundene Erinnerungsfähigkeit. Jetzt wird ein Ereignis, das sich bei der gleichen Gelegenheit und am selben Ort wiederholt, erkannt und freudig begrüßt. Das Kind wird zum Beispiel schon die Arme nach dem Gurt ausstrecken, wenn es zum Essen in den Kinderstuhl gehoben wurde, sofern es dessen Benutzung während der Mahlzeit gewöhnt ist. Es will seine Erinnerungsfähigkeit üben und geht deshalb auch gerne in allen guten, allerdings auch in allen weniger guten Gewohnheiten mit. Wenn beim Schlafengehen vom festen Ritual abgewichen wird (zum Beispiel mit einem zusätzlichen Lied oder etwas zu trinken), wird es sich am nächsten Abend daran erinnern und diese weitere Zuwendung als ein neu erworbenes Recht einfordern.

Erinnerungsfähigkeit

Gewohnheiten

Ohne ein festes Ritual beim Schlafengehen als «Erkennungszeichen» wird Ihr Kind naturgemäß ein immer größeres Verlangen nach mehr (Liedern, Büchern usw.) zeigen. Gibt man dem nach, können Ein- und Durchschlafprobleme entstehen.

Zum ersten Mal stehen können

Manche Kinder begeistert das Stehen dermaßen, dass sie sich im Bett nicht zum Schlafen hinlegen wollen oder sich immer wieder aufrichten. Auch mitten in der Nacht findet man sie manchmal am Bettrand stehend. In der Übergangsphase zwischen Schlafen und Aufwachen wecken sie sich selber durch die «Begeisterung in ihren Beinen». Wenn diese Kinder in solchen Momenten jedes Mal wieder zum Schlafen hingelegt werden, nachdem man ihnen einen Schluck Wasser gegeben oder den Schnuller in den Mund gesteckt hat, gewöhnen sie sich daran und werden dann in den nächsten Nächten auch wieder aufwachen. Schon bald kann daraus eine Gewohnheit werden, die Müdigkeit und Reizbarkeit bei Eltern und Kind nach sich zieht. Wenn das Kind dagegen keine oder nur eine wohldosierte Aufmerksamkeit bekommt und einen passenden Schlafsack hat, wird es zu gegebener Zeit wieder von alleine gut schlafen.

«Begeisterung in den Beinen»

Die unbändige Lust am Stehenlernen kann durch gut gemeinte, aber falsche Aufmerksamkeit zu unerwünschten Gewohnheiten führen, deren Folge Ein- und Durchschlafprobleme sind.

Die Trotzphase

Das Kind ist zwei bis drei Jahre alt. Bis jetzt hat es in einer «Wir-Welt» gelebt, die Umgebung und die eigene Person waren eins. Nun beginnt es allmählich sich selber von seinen Eltern und anderen Menschen zu unterscheiden. Es entdeckt das «Ich» und «Du», nennt sich selber beim Namen, sagt «mir» und schließlich sehr nachdrücklich «ich».

das Ich-Bewusstsein erwacht

Sein Ich-Bewusstsein erwacht – und es tut dies, indem es sich an Grenzen stoßen kann. Das Kind will und soll sich deshalb auch an anderen reiben. Bekommt es immer, was es haben will, so begegnet es weder seinem Gegenüber noch sich selbst. Solch ein Kind wird im-

Bedürfnis nach Grenzen

mer mehr über die Stränge schlagen durch sein natürliches Verlangen nach einem «bis hierher und nicht weiter».

Trotzverhalten

Es fällt den Eltern meist nicht leicht, sich an dieses Trotzverhalten zu gewöhnen. Manchmal scheint es, als würde sich das Kind absichtlich quer stellen. Auf einmal will es unbedingt etwas oder eben gerade nicht. Das Lieblingsessen wird auf einmal abgelehnt. Oder es will unbedingt mit dem Auto spielen, das die Schwester gerade in der Hand hat; und wenn es dann schließlich bekommt, was es haben wollte, verliert es das Interesse. Gestern noch steckte es den Daumen in den Mund, als es Zeit war für den Mittagschlaf, heute schreit es schon im Voraus: «Ich will nicht schlafen!»

Wenn man den Willen des Kindes in der Trotzphase dem Willen des Erwachsenen gleichstellt, wird es durch sein natürliches Verlangen nach Grenzen immer unbändiger werden. Ess- und Schlafprobleme können entstehen. Das Kind übernimmt die Führung.

Was Sie tun können, um Fehler zu vermeiden

Nach dieser kurzen Schilderung der einzelnen Entwicklungsphasen unter den Gesichtspunkten, die für unser Thema wichtig sind, folgen nun einige Tipps zur Vermeidung von Erziehungsfehlern, die bei Kindern zu übermäßigem Weinen und Unruhe führen.

Die Körpersprache des Kindes verstehen lernen

Ihr Kind kann noch nicht mit Worten, sondern nur durch Körpersprache mitteilen, was es braucht oder wie es ihm geht. Es hat seine eigene Art, Unmut oder Wohlbehagen zu äußern. Für Erwachsene ist es oft schwierig zu verstehen, was das Kind «sagen» möchte.

hinhören und beobachten

Wir können seine Körpersprache verstehen lernen, indem wir hinhören und beobachten. Reichen Sie ihm nicht sofort die helfende Hand, wenn es zum wiederholten Male schreit, weil es seinen Willen durchsetzen möchte. Machen Sie es sich zur Gewohnheit, kurz abzuwarten und bewusst zu atmen. Spüren Sie, wie Ihre Füße Kontakt mit dem Boden haben – so behalten Sie die Fassung anstatt auszurasten. Wenn Sie ruhig bleiben, werden Sie durch Hinhören und Beobachten lernen, die Körpersprache Ihres Kindes in den unterschiedlichsten Situationen zu deuten, und wissen, was Sie zu tun haben.

liebevolle Distanz

Ihre Beobachtungsfähigkeit können Sie auch dann üben, wenn Ihr Kind nichts von Ihnen «will», indem Sie regelmäßig «liebevoll auf Distanz gehen». Nehmen Sie sich jeden Tag ein bisschen Zeit, Ihrem spielenden oder schlafenden Kind zuzuschauen, ohne dass Ihre Gedanken sich mit etwas anderem beschäftigen. Manchmal werden Sie sehen, wie das entspannte Gesicht Ihres schlafenden Kindes sich plötzlich verkrampft, es stößt einige Schreie aus, öffnet sogar kurz die Augen. Dann stellen Sie – möglicherweise zu Ihrer Überraschung – fest, dass es nicht richtig aufwacht, sondern sich wieder entspannt und weiterschläft. Auf diese Weise können Sie vielleicht entdecken, dass das gut gemeinte Hochnehmen aus dem Bett, wie Sie es zu tun gewohnt waren, nicht immer notwendig ist und sogar den Schlaf stören kann.

Dem Kind helfen, indem man nicht hilft

«Seinem Kind helfen, indem man nicht hilft» ist der Spruch einer Mutter, den ich gerne übernehme. Es fiel ihr nicht leicht, nicht zu helfen, weil sie sehr dazu neigte, ihren Kindern Kummer ersparen zu wollen, wie sie mir erzählte. Vielen Eltern geht es wahrscheinlich genauso.

«Seinem Kind helfen, indem man nicht hilft» ähnelt stark dem «Hinhören und Beobachten» (siehe oben), doch ich meine damit etwas anderes. Dort, wo die Situation es zulässt, sollte man das Helfen aufschieben, um später eventuell leichten Herzens ganz darauf verzichten zu können. So bekommt das Kind die Gelegenheit, eigene kleine Probleme selber zu lösen. Statt die Abhängigkeit des Kindes zu festigen, fördern Sie die für seine Entwicklung so wichtige Fähigkeit zur Selbsthilfe. Vom ersten Lebenstag an können Sie damit anfangen. Sie brauchen nicht auf jeden kleinen Kiekser zu reagieren. Gönnen Sie dem Kind seine Grimassen und kleinen Frustrationen, ohne ihm gleich Aufmerksamkeit oder vielleicht unzweckmäßigen Trost zu spenden. Hier ist Helfen oft nicht angebracht.

die Fähigkeit zur Selbsthilfe fördern

Was meine ich in diesem Zusammenhang mit «Fähigkeit zur Selbsthilfe»? Ein Kind, das genug getrunken hat und nicht müde ist, ist in der Lage, alleine zu spielen oder herumzuschauen, ohne zu quengeln oder Aufmerksamkeit zu verlangen. Wenn dieses Kind dann müde ist und wach ins Bett gelegt wird, kann es alleine einschlafen. Kurz, es hilft sich selber. Ein Kind, das dazu nicht fähig ist, kann kaum alleine sein und nur auf dem Arm einschlafen. Es besteht die Gefahr, dass es allmählich völlig den Ablauf des täglichen Lebens bestimmt. Das kann für die Eltern unter Umständen auf ein Beschäftigungsprogramm rund um die Uhr hinauslaufen. Oder wie eine Mutter es ausdrückte: «Mein Kind zapft permanent meinen Energievorrat an.»

alleine spielen und einschlafen können

Dies bedeutet nun nicht, dass das Schmusen und Spielen mit dem Kind ganz gestrichen wird; vielmehr wird die Selbstständigkeit des Kindes gefördert. Neben dem gemeinsamen Spielen und der Zuwendung muss genug Zeit übrig bleiben, um das Kind alleine spielen oder herumschauen zu lassen, bevor es einschläft. Jedes gesunde Kind kann sich selber beschäftigen, wie klein es auch ist, wenn es die Chance bekommt, durch Erfahrung und das Wiedererkennen bestimmter Orte und Situationen zu lernen.

Selbstständigkeit des Kindes

Selbstvertrauen

Ein Kind, das sich alleine beschäftigen kann, entwickelt Selbstvertrauen und hat die Gelegenheit, seine immer größer werdende Welt selber zu erkunden. Und Sie haben die Hände frei.

Entwicklungschancen

Ihr Kind sich selber zu überlassen bedeutet nicht, dass Sie es emotional vernachlässigen. Auch mit Ihrem schlafenden Kind ein Stockwerk höher können Sie liebevoll verbunden bleiben. Sie können auch aus der Distanz heraus eine Beziehung herstellen durch ein Lachen, ein Lied oder indem Sie ihm im Vorbeigehen ab und zu über den Kopf streichen. Kleine Frustrationen zu erleben und zu überwinden gehört zum Kinderleben ebenso dazu wie zum Erwachsenendasein. Ohne kleine Widerstände und Enttäuschungen aufzuwachsen ist nicht möglich. Wenn Sie Ihr Kind übermäßig behüten wollen, nehmen Sie ihm Entwicklungschancen und verschenken unnötig Ihre Energie.

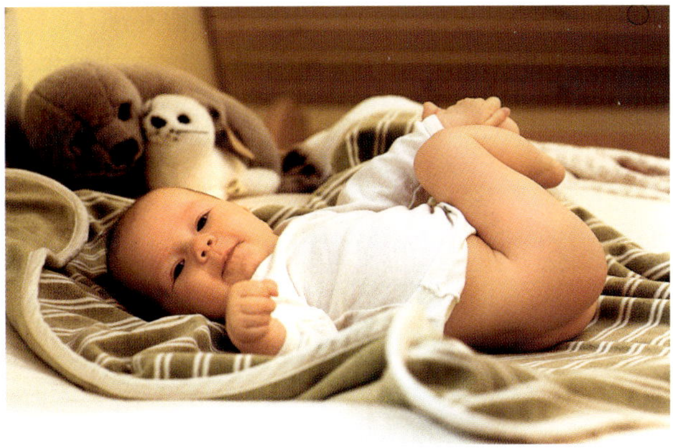

Jedes Kind kann sich alleine beschäftigen, wie klein es auch ist – und meist braucht es dazu auch gar nicht allzu viel Spielzeug.

Die Projektion eigener Gefühle vermeiden

kindliches Seelenleben

Allzu leicht gehen wir von uns selbst aus, interpretieren etwas in das Verhalten des Kindes hinein und projizieren eigene Emotionen auf unser Kind. Aber das kindliche Seelenleben ist uns zum Teil fremd. Wir sind ihm entwachsen, können uns nicht mehr ganz hineinversetzen. Wir können nicht denken, fühlen und wollen wie ein Kleinkind, sondern nur mutmaßen, was ein Baby erlebt oder wessen es sich bewusst

eigene Empfindungen auf das Kind übertragen

ist. Nur allzu leicht neigen wir dazu, dem Kind anzudichten, was wir selber empfinden. Beispielsweise: «Es weint, weil es mit dabei sein möchte, wenn wir alle am Tisch sitzen, in seinem Bett fühlt es sich einsam.» Wir lassen das Kind gewissermaßen denken, fühlen und wollen, als wäre es ein erwachsener Mensch im Kleinformat.

vermeintliche Schlafprobleme

Ich betreute einmal eine Mutter, die ihr eigenes Schlafproblem auf ihr Kind projizierte. Schon bald wurden die vermeintlichen Schlafschwierigkeiten ihres Kindes durch Gewöhnung zu einem tatsächlichen Problem. Bei einem Wochenbettbesuch zu Hause traf ich sie dabei an, wie sie ihr zwei Wochen altes Baby in einer unnatürlichen Schwebeposition vor sich hielt. Nur die Füße des Kindes ruhten auf ihren Knien. Auf die Geborgenheit ihres Schoßes musste es verzichten. In dieser Haltung, die ihr Kind – ihrer Meinung nach – am angenehmsten fand, versuchte sie den ganzen Tag hindurch, es zum Einschlafen zu bringen. Sie erzählte mir: «Ich schlafe schlecht, weil ich schlecht loslassen kann. Mein Sohn hat leider dasselbe Problem. Er kann nicht ohne Hilfe einschlafen. Wir haben ihn oft auf dem Arm, im Bett ist er wenig. Aber wenn wir ihn damit glücklich machen können, tun wir das gerne für ihn.»

Die vier «Rs»: Ruhe, Rhythmus, Respekt und richtungsweisendes Handeln

Das R von «Ruhe»

Ruhe bedeutet einfach eine ausgewogene Abwechslung von Phasen des Schlafens und Wachseins, aber auch eine ruhige, nicht überreizende Umgebung – eine Welt, in der das Kind seine Eindrücke auch verarbeiten kann. Eltern sollten unbedingt auch für Letzteres sorgen, weil ein Kind sich gegen ein Zuviel an Reizen nicht wehren kann.

Reizüberflutung

Reizüberflutung ist «unverdaulich» und kann zu Bauchkrämpfen, Überaktivität und Schlafschwierigkeiten führen. So kann man möglicherweise entdecken, dass mehr als ein Ausflug am Tag dem Baby nicht gut tut.

Das R von «Rhythmus»

Um diese Ruhe gewährleisten zu können, ist ein verlässlicher Rhythmus, gemeinsam mit Eindeutigkeit im Handeln, eine große Hilfe. Sie sind die Grundprinzipien des täglichen Lebens. Wenn ein Kind durch einen festen Rhythmus vorhersehen kann, was mit ihm geschieht, und die Situationen wiedererkennen kann, gibt ihm das ein Gefühl der Sicherheit und des Vertrauens in sich selbst und seine Umgebung.

Sicherheit und Vertrauen

Bei einem ausgeglichenen Kind kann man durchaus schon mal von dem gewohnten Rhythmus abweichen. So kann es notwendig sein, das Kind früher zu wecken, weil ein Geschwisterkind aus dem Hort abgeholt werden muss. Doch Abweichungen sollten eine Ausnahme bleiben.

Abweichungen vom Rhythmus

Das Thema «fester Rhythmus und Eindeutigkeit im Umgang mit dem Kind» läuft wie ein roter Faden durch dieses Buch. Ich werde noch oft darauf zurückkommen. An dieser Stelle soll aber schon eine kurze Umschreibung gegeben werden (siehe Kasten). Wie ein fester Rhythmus und Eindeutigkeit im Handeln beibehalten oder wiedergewonnen werden können, wird ab Seite 81 detailliert beschrieben.

> *Mit einem festen Rhythmus meine ich:*
> einen gleich bleibenden Tagesablauf in der Reihenfolge: schlafen – aufwachen – füttern – schmusen nach Bedarf, auf dem Arm oder auf dem Schoß – alleine spielen im Laufstall – bei Zeichen von Müdigkeit das Kind wach zum Schlafen ins Bett legen.
>
> *Mit Eindeutigkeit meine ich:*
> gleiche Ereignisse am selben Ort stattfinden zu lassen, zum Beispiel: Alleine gespielt wird immer im Laufstall, tagsüber wird immer im selben Bett und nachts am selben Ort geschlafen.

Das R von «Respekt»

Respektieren Sie sowohl Ihr Kind als auch sich selbst. Ihr Kind ist ein einzigartiges Wesen und verdient Respekt. Gehen Sie auf das ein, womit Ihr Kind sich beschäftigt, statt Ihrerseits Spielalternativen anzubieten. Das Spiel des Kindes bleibt dann sein Spiel und wird nicht Ihres. Lassen Sie das Baby weder schlafend noch wach von Hand zu

auf das Kind eingehen

Hand gehen, wenn Besuch da ist. Gönnen Sie ihm, wenn es schlafen möchte, seine Ruhe im Bett.

Respekt sich selbst gegenüber

Der Respekt Ihnen selbst gegenüber ist nicht weniger wichtig. Er fehlt, wenn Sie rund um die Uhr mit dem Baby herumgehen, um jederzeit «dienstbar» zu sein. Das folgende Beispiel soll dies verdeutlichen.

> «Unser Alex schlief schon von der Geburt an nicht alleine. Nur im Tragetuch schlummerte er ein, nachts lag er bei uns im Bett. Es fiel uns auf, dass er sich schnell langweilte, zumindest interpretierten wir sein Verhalten so. Er weinte häufig, war angespannt und bewegte sich nahezu ständig sehr unruhig, und so war ich auch fast den ganzen Tag mit ihm beschäftigt. Unserer Meinung nach hatte er oft Krämpfe. Wir versuchten diese mit homöopathischen Tropfen zu lindern. Doch das Einzige, was half, war – wie bei fast allen anderen Problemen –, ihn im Tuch herumzutragen, bis wir selber vor Erschöpfung fast umfielen. Wenn er tagsüber mal alleine schlief, gingen wir nur auf Zehenspitzen durchs Haus.»

eigene Bedürfnisse aus den Augen verloren

In dieser Familie wurden die Bedürfnisse der Eltern fast völlig untergeordnet, den Respekt für sich selber haben sie ganz aus den Augen verloren. In einer solchen Situation muss sich etwas ändern, damit die Eltern wieder Freiraum gewinnen. Sie sollten aus Selbstachtung etwas tun, das ihnen wieder Energie gibt.

Bei Alex hat sich die Lage dadurch geändert, dass man zum Pucken überging, einen festen Rhythmus einführte und auf Eindeutigkeit im Umgang mit dem Kind achtete. Wie verlief dieser Prozess? Die Mutter erzählt:

> «Als ich ihn das erste Mal straff wickelte, schlief er sofort vier Stunden am Stück. In Verbindung mit einer streng eingehaltenen Abfolge von Schlafen, Füttern und Spielen kam Alex zur Ruhe, kam er zu sich selbst. Die Krämpfe verschwanden von einem Tag auf den anderen, seine Angespanntheit hatte nach einer Woche stark nachgelassen. Er hat jetzt genug Energie, sich

selber zu beschäftigen. Auch ich habe meine Kraft und gute Laune wieder, und die Beziehung zu meinem Mann ist wieder viel harmonischer.»

Das R von «richtungsweisendem Handeln»
Die drei bereits genannten Rs noch durch das richtungsweisende Handeln zu ergänzen wurde mir von Eltern angetragen.

Die Richtung zu weisen bedeutet Führung zu übernehmen und Grenzen zu setzen. Führung zu übernehmen heißt aber keinesfalls Machtausübung oder Autoritätsmissbrauch, wie manche meinen, sondern Verantwortung zu übernehmen. Sie als Eltern wissen, was Ihr Kind braucht. Wenn man zu wenig Grenzen setzt, kann unbemerkt das Kind statt der Eltern die Führung übernehmen und das Familienleben bestimmen.

Grenzen setzen

Wenn Sie diesen vier Rs Beachtung schenken, machen Sie das Leben für Ihr Kind vorhersehbar. Sie wissen, woran Sie sind, und Ihr Kind weiß es ebenfalls. Durch diese Vorhersehbarkeit vermitteln Sie Ihrem Kind das Gefühl von Sicherheit und Geborgenheit, das den Grundstein bildet für ein Vertrauen in sich selbst und in die Welt. Wenn das Leben von Geburt an vorhersehbar ist, wird sich ein eigener Rhythmus entwickeln, bei dem sich erholsamer Schlaf, Füttern, Schmusen und selbstständiges Spiel, rechtzeitiges Schlafenlegen und Einschlafen ohne Hilfe der Eltern abwechseln. Die vier Rs unterstützen diesen Rhythmus. Übermäßiges Weinen und Unruhe können damit vermieden werden.

Vorhersehbarkeit

Für ein Kind, das älter als ein Jahr ist und nur noch ein Schläfchen am Tag macht, ist die Vorhersehbarkeit noch immer wichtig. Doch die Art, wie man sie als Eltern umsetzt, ist anders. Die Befriedigung des Hungers steht nicht mehr im Mittelpunkt. Die Vorhersehbarkeit wird jetzt durch wiedererkennbare Rituale vermittelt. Immer dasselbe Lied beim Schlafengehen signalisiert: Die Zeit zum Spielen ist vorbei, jetzt darfst du schlafen. Und das Kind wird dann auch schlafen. Es hat sich ja daran gewöhnt, dass nach diesem Lied das Schlafen kommt. Außerdem ist die Wiedererkennungsfreude immer wieder groß für

wiederkehrende Rituale

ein Ein- bis Zweijähriges, das seine Erinnerungsfähigkeit trainiert. Es stellt ein Erfolgserlebnis dar, wenn es wieder einmal begriffen hat, was von ihm verlangt wird.

Die Sinnesorgane als Pforten der Seele

einen Platz in der Welt erobern

Eine gesunde Entwicklung der Sinnesorgane ist überaus wichtig für das Baby, um sowohl sich selbst als auch seine Umwelt wahrzunehmen und kennen zu lernen. Nur so kann es sich einen eigenen Platz in der Welt erobern, mit einer gesunden Wechselwirkung zwischen dem «Ich» und der Welt. Die Sinnesorgane werden deshalb auch Pforten der Seele genannt.

Begrenzung

Meine Beschäftigung mit der Bedeutung namentlich des Tastsinnes, des so genannten Lebenssinnes und des Schlafes ließ mich immer deutlicher erkennen, wie wichtig es ist, das kleine Kind während des Schlafens eine Begrenzung spüren zu lassen – die Begrenzung durch eine stramm gezogene Decke, gegebenenfalls kombiniert mit dem Schlafsack, dem Wickeltuch oder dem Pucken.

Die Entwicklung der Sinnesorgane in den ersten sieben Jahren

Wahrnehmung der eigenen Körperlichkeit

In den ersten sieben Jahren stehen die Sinne im Vordergrund, die stark auf die Wahrnehmung der eigenen Körperlichkeit gerichtet sind: der Lebenssinn, der Tastsinn, der Bewegungssinn und der Gleichgewichtssinn. Letzteren lasse ich außer Betracht, da er in unserem Zusammenhang weniger wichtig ist.

sensibel für die Umgebung

Das Kind bemüht sich in diesen Jahren, im eigenen Körper heimisch zu werden. Es nimmt Kontakt mit der Umgebung auf, indem es tastet, schmeckt und schaut. Auf diese Weise öffnet es sich der Welt und ist im Grunde noch eins mit ihr. Es nimmt nicht nur wahr, was es sieht und hört, sondern ist auch sensibel für Stimmungen und Absichten anderer Personen. Ein Kind schwingt innerlich mit allem mit, was in seiner Umgebung geschieht, und beantwortet diese Eindrücke, indem es sie nachbildet. In der Lebensphase, bevor ein Kind sprechen und denken lernt, kann es sich noch nicht von diesen Eindrücken distanzieren – insbesondere nicht von Geräuschen. Dies lernt ein Kind erst allmählich, je mehr sich das Denkvermögen und die Fähigkeit, Dinge zu benennen, entwickeln. Das bedeutet, dass ein Kind namentlich im ersten Lebensjahr noch nicht in der Lage ist, sich abzuschotten gegen Reize aus seiner direkten Umgebung. Es ist gewissermaßen ein Resonanzkörper für alle Eindrücke, die auf es einstürmen.

den Eindrücken ausgeliefert

Der Tastsinn

Durch Berührung erfährt man, wo man selber «aufhört» und das andere beginnt. Kleine Kinder, die schnell außer sich geraten, sich in den Eindrücken der Welt um sie herum verlieren und dadurch unruhig sind, können durch die Erfahrung ihrer eigenen körperlichen Grenze wieder zu sich finden. Zum Beispiel erleben sie dies in einer festen Umarmung. Auch der Druck der fest unter die Matratze gesteckten Decke im Bett, die Begrenzung durch einen passenden Schlafsack oder die Wickeltücher vermitteln dem ganzen Körper bei jeder kleinen Bewegung die Erfahrung: «Das ist mein Häuschen, das bin ich.»

die eigene körperliche Grenze erfahren

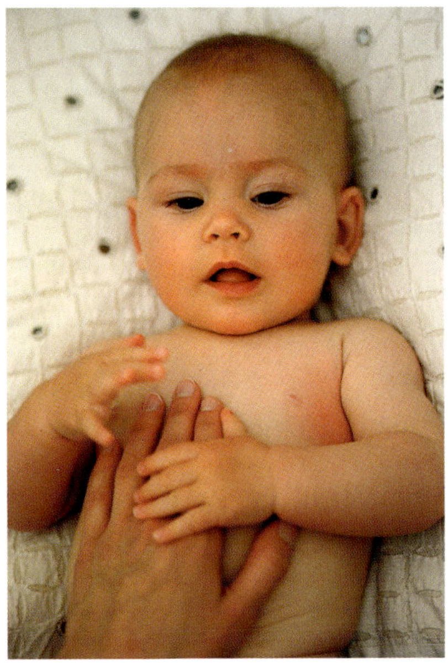

Der Tastsinn vermittelt dem kleinen Kind eine ganz elementare Erfahrung: das Gefühl für den eigenen Körper und für «den anderen».

Vertrauen in die Welt

Diese immer wiederkehrende Bestätigung zu existieren gibt ihm Vertrauen in sich selbst und in die Welt, und das ist eine Voraussetzung dafür, sich wohl in seiner Haut zu fühlen.

Das kleine Kind interessiert sich sehr für seine Umgebung und möchte alles in seiner Nähe berühren, ergreifen, festhalten oder in den Mund stecken. Durch das Betasten der Welt entwickelt sich eine Vorstellung von der Realität, ein Bewusstsein davon, was wirklich ist und was nicht. Das Greifen und Tasten ist notwendig, um später Dinge «be-greifen» und benennen zu können, sie sich vorzustellen und sich an sie zu erinnern. «Gute Nahrung» für den Tastsinn – so etwa Spielzeug aus natürlichen Materialien – trägt dazu bei, Interesse für die Welt und Respekt vor ihr zu entwickeln.

Vorstellung von der Realität

Wird das kleine Kind sorgsam behandelt, liebkost und zärtlich umsorgt und seine Haut gut gepflegt, so macht es die fundamentale Erfahrung, geborgen zu sein. Dadurch kann das Kind sich anderen Menschen zugehörig fühlen. Fehlen positive Tasterfahrungen, können daraus eine zu große Verletzlichkeit, Angst und Desinteresse an der Welt entstehen. Reichliche Tasterfahrungen in der frühen Kindheit bilden offensichtlich die Grundlage für die spätere Fähigkeit, im sozialen Leben Situationen «abzutasten». Jemand, der das gut beherrscht, verhält sich im zwischenmenschlichen Bereich taktvoll.

positive Tasterfahrungen

Der Lebenssinn

Der Lebenssinn sagt uns, wie es uns körperlich geht, er lässt uns unser Innenleben spüren. Man erfährt durch ihn den Körper als etwas, das zu einem gehört, man fühlt sich eins mit ihm. Wenn diese Verbindung nicht geschaffen wird, bleibt der Körper immer fremd.

das Innenleben spüren

Eine andere Grunderfahrung, die der Lebenssinn vermittelt, ist das natürliche Verhältnis zur Zeit. Normalerweise folgt auf Ermüdung Erholung, Hunger wechselt sich ab mit einem Sättigungsgefühl, nach der dunklen Nacht kommt der Tag. Durch den Lebenssinn können wir uns dem selbstverständlichen Fluss der Zeit anvertrauen.

sich geborgen und behaglich fühlen

Beim Baby sehen wir, wie wichtig dieser Sinn für die Entwicklung ist. Wenn ein Kind sich geborgen und behaglich fühlen kann, wird sein gut entwickelter Lebenssinn der Kompass sein für sein weiteres Leben. Wenn wir gesund sind, gibt der Lebenssinn uns ein harmonisches, ausgeglichenes Körpergefühl von Kraft und Energie. Nach einem gesunden Schlaf fühlt man sich erfrischt. Hunger kann eine «nagende» Empfindung hervorrufen – das Stillen des Hungers dagegen ein wohliges Gefühl der Sättigung.

Förderung des Lebenssinnes

Gute Pflege, zärtlicher Körperkontakt, Aufmerksamkeit und Wärme sowie eine rhythmische Abfolge von Zeiten des Schlafens, Wachens und Essens fördern in den ersten Jahren die Entwicklung des Lebenssinnes.

Der Bewegungssinn

das Neugeborene

Die Bewegungen des Neugeborenen sind noch unkoordiniert. Man könnte sagen: Das Kind bewegt sich noch nicht, sondern irgendetwas bewegt das Kind. Auch die Reflexbewegungen, mit denen der Säugling zeigt, dass er trinken will, «passieren» ihm.

gezielte Bewegungen

Ein Meilenstein ist erreicht, wenn das ungefähr drei Monate alte Baby zum ersten Mal die eigenen Hände an seiner Nase vorbeikommen sieht und einen Moment verharrt – um danach mit angehaltenem Atem die Bewegung fortzuführen. Ab jetzt kann das Kind lernen, sich gezielt zu bewegen. In diesem Lernprozess ist das Innehalten (um – wenn auch noch unbewusst – wahrzunehmen, was da genau passiert)

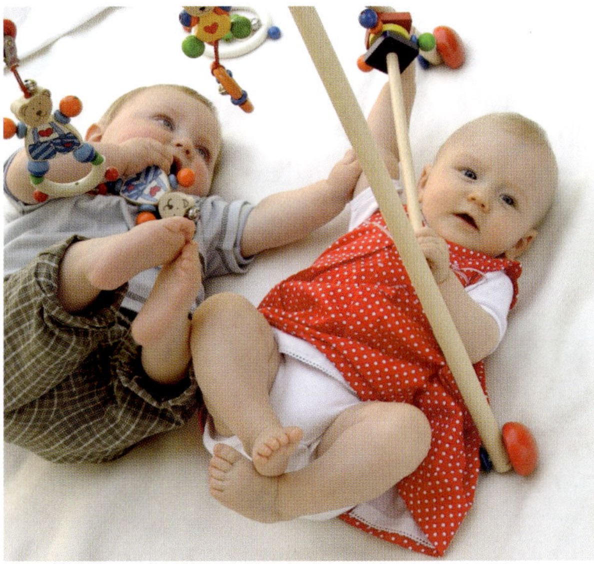

Bei einem Baby Gym hängt Spielzeug von einem Gestänge herab, das man über das Kind stellen kann. Ab einem Alter von etwa drei Monaten erfreut es sich bei den Kleinen meist großer Beliebtheit, denn sie können damit ihre «gerade entdeckten» Hände besser koordinieren lernen.

ebenso wichtig wie das Wiederaufnehmen der Bewegung. Während dieser kurzen Pausen teilt der Bewegungssinn dem Kind die Position der Gliedmaßen zum Körper mit. So lässt er das Kind (unbewusst) die Art der jeweiligen Bewegung kennen lernen.

Bei einem Kind, das seinen Bewegungen ausgeliefert ist, so dass diese Pausen fehlen, kann von diesem Lernprozess kaum die Rede sein. Viele Kinder halten in ihren Bewegungen von Natur aus immer mal wieder kurz inne, anderen muss dabei geholfen werden.

Baby Gym

Das Baby Gym erfreut sich bei einem Kind, das seine Hände schon einigermaßen koordinieren kann, größter Beliebtheit – es kann im Laufstall nach Herzenslust nach dem herabhängenden Spielzeug greifen und sich daran üben.

komplexere Bewegungen

Schon bald folgt die Entdeckung der eigenen Füße. Schließlich erlernt das Kind auch zunehmend komplexere Bewegungen: herumrollen, krabbeln, sich aufrichten und laufen. Durch die «Erinnerungsfähigkeit» eines gut entwickelten Bewegungssinnes werden die Bewegungen zur Routine und erfolgen dadurch mit der Zeit fließend. Ein gutes Beispiel hierfür ist der mühsame Lernprozess des Schreibens. Haben wir es einmal gelernt, fließen die Worte aufs Papier, ohne dass wir über das Schreiben an sich nachdenken müssten.

> Bei einem gut entwickelten Bewegungssinn ist das Kind Steuermann auf dem eigenen Schiff.

Förderung durch Ruhe und Schlaf

Der Bewegungssinn braucht im Allgemeinen nicht angeregt zu werden. Es ist eher so, dass seine Entwicklung durch Ruhe und Schlaf gefördert wird. Ein Zuviel an Bewegung in der Umgebung bringt ihn einseitig zur Entwicklung. So wird der Bewegungssinn im Zusammenhang mit den Augen oftmals übermäßig stimuliert zu Lasten der Gesamtentwicklung. Dies passiert leicht, wenn Babys häufig und über längere Zeit in der Wippe oder der tragbaren Babyschale (Maxi Cosi) sitzen. Darin ist die Bewegungsfreiheit des Körpers eingeschränkt, nur das Schauen ist ohne Probleme möglich. Wenn dann beispielsweise noch ein Mobile in der Nähe hängt, das wiederholt in Bewegung gesetzt wird, oder sonst viel in der näheren Umgebung vor sich geht, dringen auf die Dauer zu viele Reize auf das Kind ein, da es dem Ge-

Wippe und Babysitz

schehen ausgeliefert ist. Die Freude daran, sich selber zu bewegen, erlischt mit der Zeit, der Bewegungssinn verkümmert. Das Kind wird immer häufiger danach verlangen, von Bewegung in seinem Umfeld beschäftigt und angeregt zu werden.

die Bewegungsmöglichkeiten selbst erobern lassen

Es ist von größter Wichtigkeit, dass das Kind sich seine zunehmenden Bewegungsmöglichkeiten zu seiner Zeit und auf seine Art erobert. Wenn ein Kind zu viel in einer Wippe sitzt oder wenn es im Sitzen spielen soll, obwohl es selber noch keine Anstalten dazu macht, behindert dies die Entwicklung des Bewegungssinnes in hohem Maße.

Gezielte Bewegungen und motorische Entwicklung

«Als meine Tochter acht Wochen alt war, dachte ich wirklich, dass sie schon mit dem Baby Gym spielt, das im Laufstall aufgestellt war. Ich fand, dass sie sich damit gut beschäftigen konnte. Sie schlug immer wieder dagegen und hieb immer fester darauf ein. Ich glaubte, dass sie vor Begeisterung immer lebhafter wurde. Jetzt ist sie vier Wochen älter, und sie ist ausgeruht, weil sie viel mehr schläft durch den festen Rhythmus, den wir eingeführt haben. Heute sehe ich den Unterschied. Früher warf sie ziellos ihre Arme in der Luft herum. Sie traf nur durch Zufall das Baby Gym, weil das Spielzeug so nah an ihrem Kopf hing. Ich bemerkte nicht, dass sie ihm ausgeliefert war, sich ihm nicht entziehen konnte und dadurch viel zu müde wurde. Jetzt sehe ich, wie sie sehr gezielt und viel ruhiger ihre Hand darauf zubewegt und ihr das Spiel dann auch richtig Freude macht.»

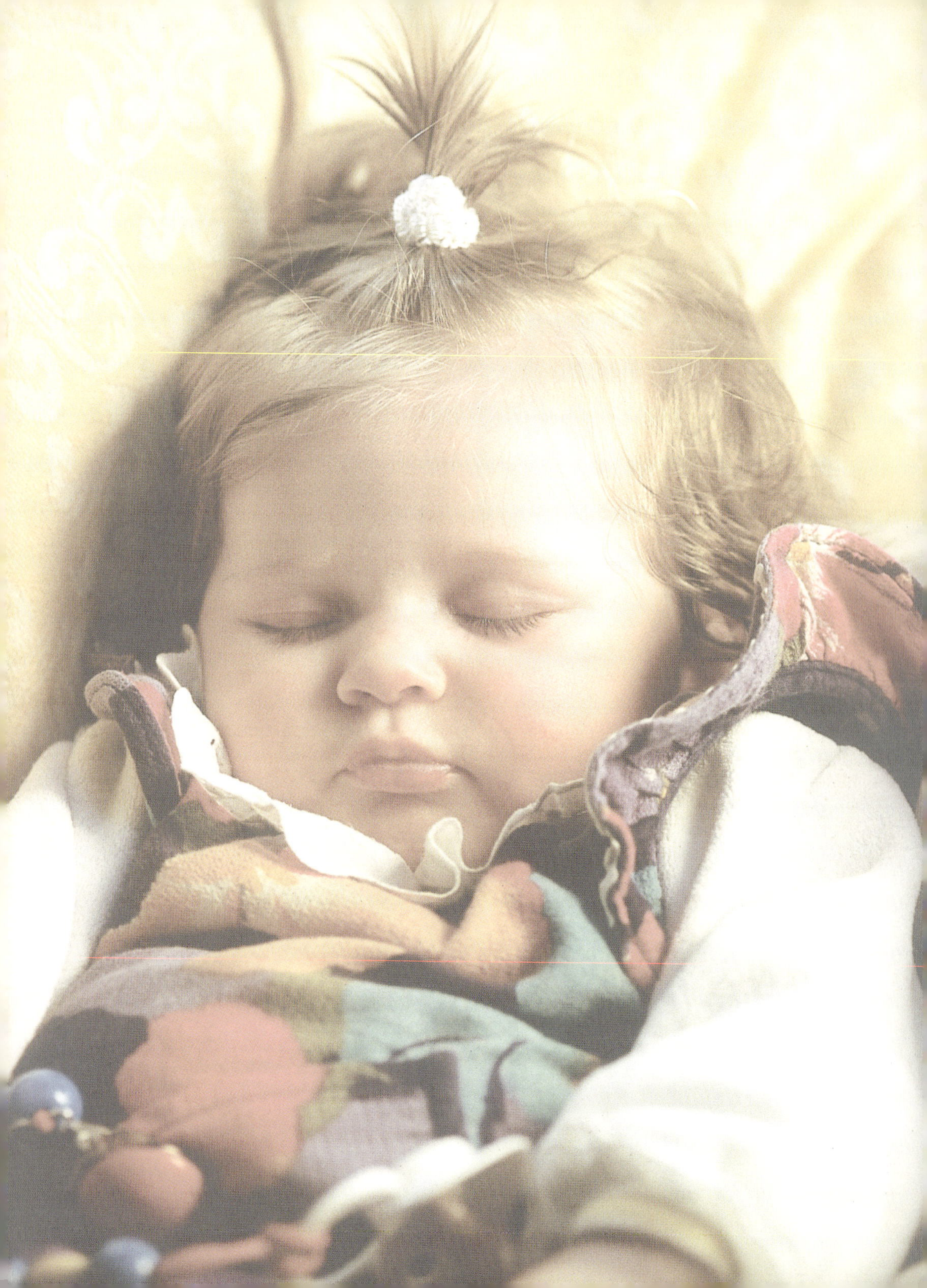

Der Schlaf und das Füttern

Der süße Schlaf kam so leise herein
über heimliche Schwellen und Stufen,
der süße Schlaf nahm das Kind bei der Hand
und hat es beim Namen gerufen.
Er wusste von Drachen und Zwergen nichts
und von Königssöhnen und Riesen –
nur den Mondschein ließ er zum Fenster herein
und den Duft von blühenden Wiesen.

Ina Seidel

Überaktivität als Zeichen von Müdigkeit

An Verhalten und Ausstrahlung des Kindes kann man ablesen, ob es ausreichend Schlaf bekommt. Überaktivität und hellwache Augen werden oft nicht als Anzeichen der Ermüdung oder gar Übermüdung erkannt. Sie werden zu Unrecht positiv als Äußerung von Lernbegierde gedeutet. Wächst solch ein Kind nur mäßig, wundert man sich nicht, sondern nimmt an, es stecke seine ganze Energie in seine Neugier. Das Kind, manchmal erst drei Monate alt, scheint unermüdlich zu sein und schläft tagsüber kaum noch. Abends hingegen fällt es wie betäubt in den Schlaf und wird vor dem Morgen auch nicht mehr wach. Während der ersten Stunden des Vormittags spielt es verhältnismäßig ruhig und wird erst im Laufe des Tages immer lebhafter.

viele falsche Auffassungen

Über den Schlaf gibt es viele falsche Auffassungen. Sogar in Informationsbroschüren für Eltern ist gelegentlich zu lesen: «Man kann ein Baby nicht mehr, aber auch nicht weniger schlafen lassen. Manchmal ist es schwierig, sich daran zu gewöhnen, nach der Geburt auf einmal ein aktives Familienmitglied mehr zu haben.»

Das nachstehende willkürlich gewählte Beispiel zeigt das Gegenteil. Es bildet keine Ausnahme unter den mir bekannten Erfahrungsberichten.

Anna, sechs Wochen alt

Bevor mit dem Pucken begonnen und ein fester Rhythmus eingeführt wurde: Anna weint und quengelt täglich etwa fünf Stunden, schläft zehn Stunden und lässt sich sechs Stunden beschäftigen.

Zwei Wochen nach Einführung eines festen Rhythmus inklusive Pucken: Anna weint und quengelt zwei Stunden (60 % weniger), schläft fünfzehn Stunden (50 % mehr) und wird zwei Stunden (66 % weniger) am Tag beschäftigt.

Ihr Vater erzählt: «Aus einem unzufriedenen Schreibaby wurde ein wunderbar ruhiges Kind mit einem festen Schlafrhythmus. Mein Kontakt zu ihr ist sehr viel schöner geworden, weil wir beide ausgeruht sind.»

Der Schlaf – näher besehen

Der Schlaf ist ein immer wiederkehrender Zustand der Ruhe, der mit einer Herabsetzung des Bewusstseins einhergeht. Dadurch verschließen wir uns allen Eindrücken von außen. Wie in einer Wellenbewegung wechseln sich dabei Phasen des tieferen und des leichteren Schlafes ab. Beim leichten Schlaf berühren wir den Horizont des Wachzustandes, doch wir wachen gerade noch nicht auf, drehen uns aber vielleicht einmal um. Ein Kind macht sich möglicherweise kurz bemerkbar durch ein quietschendes Bett, ein paar Laute, oder es öffnet die Augen ein bisschen – und schläft anschließend ruhig weiter, es sei denn, sein «Ruf» wurde durch Aufmerksamkeit der Eltern beantwortet.

tiefer und leichter Schlaf

Neugeborene beginnen mit dem leichten Schlaf, auch REM-Schlaf (Rapid Eye Movement) oder aktiver Schlaf genannt. Die Augen bewegen sich dabei schnell, die Atmung ist beschleunigt und es treten unwillkürliche Muskelbewegungen auf. Das Kind scheint dann wach zu sein, doch in Wirklichkeit schläft es. Auf dem Gesicht kann man vielleicht das so genannte Engelslächeln beobachten.

REM-Schlaf

Ohne spürbare Begrenzung, zum Beispiel durch eine straffe Decke, kann sich das Kind selber leicht wieder wecken, wie auch aus nachstehendem Zitat ersichtlich wird:

> «Als ich meine sechs Wochen alte Tochter beim Versuch einzuschlafen beobachtete, sah ich Folgendes: Sie nickte immer ein, wurde dann aber wieder von ihren unkontrollierten Armbewegungen wach. Als ich ihre Arme festhielt, schlief sie innerhalb einer Minute!»

Die REM-Phasen spielen eine wesentliche Rolle bei der Verarbeitung von Informationen und den Lernprozessen. Beim kleinen Kind werden die unbewussten Erfahrungen des Tages zu Lernprozessen des Körpers in der Nacht, zum Beispiel in Bezug auf Bewegungsabläufe oder die Aneignung der Sprache. Bei Säuglingen besteht mehr als die Hälfte des Schlafes aus diesem REM-Schlaf. Mit etwa sechs Monaten sind es noch 30 % und bei Erwachsenen 20 bis 25 % des gesamten Schlafes.

Verarbeitung von Informationen und Lernprozesse

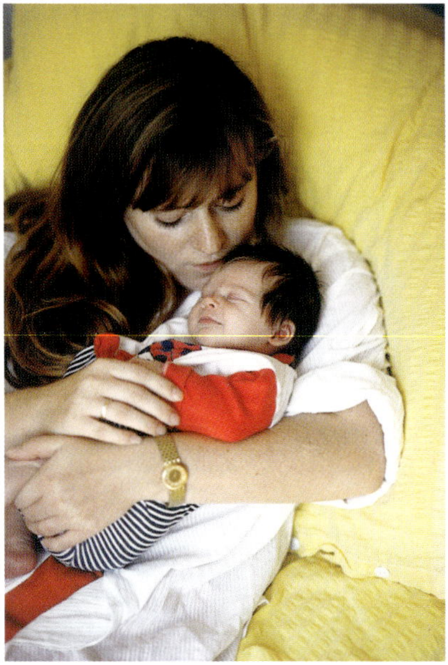

Was mag bei einem solchen «Engelslächeln» wohl in dem kleinen Köpfchen vor sich gehen?

NREM-Schlaf

Der Tiefschlaf wird als NREM-Phase (Non Rapid Eye Movement) bezeichnet. Jetzt ruht der Körper wirklich: Man bewegt sich wenig, Puls und Atmung sind langsam und regelmäßig. Der Körper regeneriert sich und es findet Wachstum statt. Bei Kindern ist während der ersten Stunden des Schlafes, wenn die NREM-Phasen am längsten sind, der Spiegel des Wachstumshormons erhöht. Wird dieser Schlaf unterbrochen, nimmt die Konzentration dieses Hormons sofort ab. Wenn der Schlaf fortgesetzt wird, erhöht sich der Spiegel wieder. Tiefschlaf ist also wichtig für das Wachstum.

Wachstum

■ *Tag-Nacht-Rhythmus oder Schlaf-Wach-Rhythmus?*

Wenn wir bei einem Säugling von einem Tag-Nacht-Rhythmus sprechen und unseren Lebensrhythmus demgemäß gestalten, werden wir den tatsächlichen Bedürfnissen des Babys nicht gerecht und es bekommt nicht den Schlaf, den es braucht. Meiner Meinung nach wäre es zutreffender, bei Säuglingen von einem Schlaf-Wach-Rhythmus zu sprechen. Jede Schlafphase muss dem Nachtleben zugerechnet werden, also auch das Schläfchen am Tage.

jede Schlafphase gehört dem Nachtleben an

Nur die Zeit, in der das Kind wach ist, kann zum Tagleben gerechnet werden. Jeder Schlaf – also auch wenn er tagsüber erfolgt – gehört dem Nachtleben an.

Die Dauer des Schlafes

Wach- und Schlafphasen

Während der ersten zwei Wochen befindet sich das Neugeborene meistens in einem Dämmerzustand und wacht nur auf, um zu trinken. Bei einem sechs Wochen alten Kind liegen die wachen Phasen zwischen etwa sieben Uhr und neunzehn Uhr. Nach dem Füttern um neunzehn Uhr beginnt die Zeit des Nachtschlafes, allerdings unterbrochen von einer Abend- und meistens noch einer Nachtmahlzeit. Wenn das Kind daran gewöhnt ist, im Anschluss an die Abend- und Nachtmahlzeit ohne zusätzliche Aufmerksamkeit ins Bett gelegt zu werden, wird es wieder einschlafen.

durchschnittliche Schlafdauer

Die durchschnittliche Schlafdauer pro Tag bei Kindern mit einem vorhersehbaren, festen Rhythmus, so hat die Praxis mir gezeigt, beträgt:

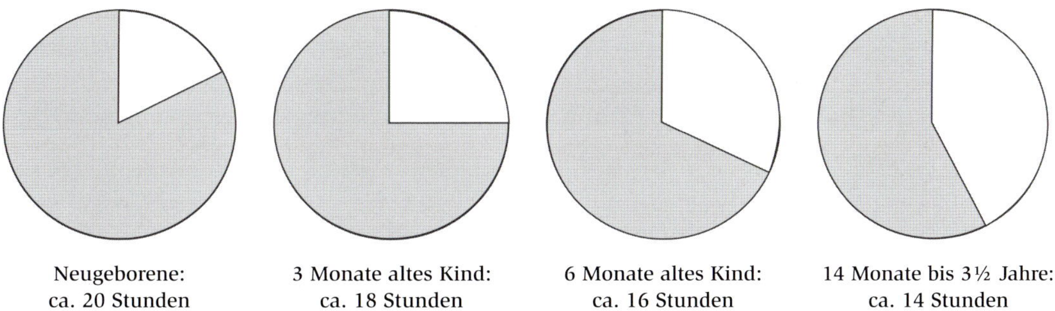

Durchschnittliche Schlafdauer pro Tag bei Kindern, die nach einem festen Rhythmus leben.

ein- und durchschlafen

Die Fähigkeit bzw. Unfähigkeit, ein- und durchzuschlafen, ist großenteils hormonell bedingt. Wenn wir abends träge und schläfrig werden, hat sich der Kortisonspiegel gesenkt. Dadurch können wir uns von

Folgen von Übermüdung

den Aktivitäten des Tages lösen und uns dem wohltuenden Schlaf hingeben. Bei Übermüdung durch Schlafmangel und Stress haben wir einen erhöhten Kortisonspiegel im Blut, der das Ein- und Durchschlafen erschwert. Dadurch kann wiederum ein Stresszustand durch Schlaflosigkeit entstehen, der eine Erhöhung des Adrenalinspiegels verursacht. Dieser erzeugt eine scheinbar erhöhte Wachheit, welche die Ermüdung überdeckt. Dieser Mechanismus ist, soweit ich weiß, bei Erwachsenen und Kindern gleich.

Als Erwachsener ist man in diesem Zustand erhöhter Aufmerksamkeit anfänglich noch zu vielfältigen Aktivitäten in der Lage. Doch der Hauptgrund, warum ein solchermaßen übermüdetes Kind länger wach bleibt, ist die größere Aufmerksamkeit, die es von den Eltern bekommt. Hierdurch wird der Schlaf-Wach-Rhythmus noch mehr gestört. Schließlich entsteht sowohl beim Kind als auch bei den Eltern ein Teufelskreis aus chronischem Schlafmangel mit entsprechender Müdigkeit, Gereiztheit und erhöhter Emotionalität (das heißt einer gesteigerten Beteiligung des Gefühlslebens an allem Geschehen) und einer vermeintlichen Wachheit.

chronischer Schlafmangel

Alle Schlafprobleme sind «Wachprobleme»

Im Allgemeinen kann man sagen, dass alle Schlafprobleme in Wirklichkeit «Wachprobleme» sind. Ein gesunder Schlaf wird gefördert durch einen ausgewogenen Wechsel zwischen Aktivität und Entspannung, Geschäftigkeit und Ruhe, Aufmerksamkeit und Loslassen, Essen und dem Gefühl von Hunger.

Der Zusammenhang zwischen Schlafen und Füttern

Die Erfahrung hat gezeigt, dass die Unwissenheit der Eltern über bestimmte Zusammenhänge oft eine wichtige Ursache dafür ist, wenn Kinder unruhig sind und sehr viel weinen: die Unwissenheit einerseits über den Zusammenhang zwischen Füttern und Schlafen, andererseits auch darüber, dass es ganz entscheidend von einem vor-

Unwissenheit der Eltern

hersehbaren, festen Rhythmus im Leben ihres Kindes abhängt, ob es auch gut trinkt und erholsam schläft.

In diesem Kapitel werden Hilfen gegeben, um Probleme mit dem Füttern und Schlafen zu vermeiden. Beim Thema Füttern wird hauptsächlich das Stillen besprochen. Wie man einen vorhersehbaren, festen Rhythmus und Eindeutigkeit im Handeln einführen kann, wird im Kapitel «Fester Rhythmus, Eindeutigkeit und Pucken» (Seite 81 ff.) dargestellt.

Stillen

Viele Mütter beginnen motiviert mit dem Stillen, geben es aber innerhalb von drei Monaten wieder auf. Aus ihren Berichten höre ich oft heraus, dass es nicht notwendig gewesen wäre abzustillen, wenn sie nur besser informiert und betreut gewesen wären. Besonders bei einer grundsätzlich motivierten Mutter finde ich das äußerst schade.

ein natürlicher Prozess

Stillen ist ein natürlicher Prozess. Trotzdem braucht man auch hierfür Wissen, und in unserer Zeit wird dieses nicht mehr selbstverständlich von Mutter zu Tochter weitergegeben. Zusätzlich muss man beachten, dass zwischen dem Füttern und Schlafen ein Zusammenhang besteht. Dieses Thema wird heutzutage, soweit ich weiß, bei der Beratung von Müttern nur kurz gestreift.

das ausgeruhte Kind

Ein ausgeruhtes Kind trinkt meistens gierig innerhalb von einer halben Stunde die Menge, die es braucht, und lässt dann von selber die Brustwarze los, um anzuzeigen, dass es genug getrunken hat. Dann kann es eine Weile zufrieden wach sein, um anschließend zwei Stunden am Stück zu schlafen, bis es wieder vom Hunger geweckt wird.

das übermüdete Kind

Ein Kind, das tagsüber nur Nickerchen macht, ist nicht genug ausgeruht, deshalb liegt es beim Stillen auch lange an der Brust, mehr schlafend als wach. Es nuckelt mehr, als dass es saugt, und trinkt kaum Milch. Schließlich schläft es – entspannt vom Nuckeln – vor Müdigkeit ein, obwohl der Magen noch nicht ausreichend gefüllt ist. Nach kaum einer halben Stunde meldet es sich wieder, weil es Hunger hat. Ein solches Kind ist nie wirklich satt oder ausgeruht. Die Folge ist dann, dass es immer mehr quengelt und sich Schlafdefizit und Hunger wie in einer Spirale gegenseitig steigern.

Manche Mütter sagen voller Überzeugung: «Milch habe ich genug, denn mein Kind liegt bestimmt eine Stunde lang an der Brust!» Bei mir schrillen dann die Alarmglocken.

Stillen nach Bedarf

Beim «Stillen nach Bedarf» werden «Angebot und Nachfrage» im Allgemeinen gut aufeinander abgestimmt. Die Bezeichnung «Stillen nach Bedarf» lässt jedoch eine Unverbindlichkeit vermuten, die der Sache nicht gerecht wird und manche Eltern in die Irre führt. Wenn sie wörtlich genommen wird, kann eine grenzenlose Beliebigkeit entstehen, ohne jeglichen erkennbaren Rhythmus im Trinkverhalten des Kindes. Es so lange und so oft wie es möchte trinken zu lassen ist nicht sinnvoll; sowohl die Anzahl der Mahlzeiten pro Tag als auch deren Dauer entwickelt sich dabei unberechenbar. Es kann dann passieren, dass ein Kind völlig unregelmäßig nach kleinen Mahlzeiten von nur einigen Schlückchen verlangt und zwischendurch lediglich kurze Schläfchen abhält.

keine grenzenlose Beliebigkeit

Daneben gibt es Kinder, die manchmal eine Stunde lang an der Brust liegen, aber nur ab und zu richtig trinken. Einen Großteil der Zeit verbringen sie schlafend und nuckelnd. Die Eltern sind ratlos. Schließlich bekommt die Mutter das Gefühl, sich nur noch mit dem Stillen zu beschäftigen. In solch einer Situation kann es sogar passieren, dass zu wenig Milch gebildet wird, weil das Kind nicht lange genug richtig trinkt.

Unter der Voraussetzung, dass man vernünftig damit umgeht, ist mir persönlich das Stillen nach Bedarf lieber als das Stillen nach der Uhr, weil es kinderfreundlicher ist. Wenn Angebot und Nachfrage gut aufeinander abgestimmt sind, entwickelt das Kind in den Wochen nach der Geburt einen eigenen Rhythmus, nach dem jeder Tag ungefähr gleich abläuft. Sowohl das Kind als auch die Eltern wissen dann, woran sie sind.

kinderfreundlich

Folgt man dem eigenen Rhythmus des Kindes, braucht man es nicht zu wecken, weil es streng genommen wieder Zeit für eine Mahlzeit wäre; und wenn es nach erholsamem Schlaf aufgewacht ist, muss man es auch nicht unnötig warten lassen, weil es nach dem festen Zeitplan noch zu früh zum Stillen ist. Wenn Ihre Milchmenge nachlassen sollte oder Ihr Kind mehr Nahrung braucht, können Sie darauf vertrauen, dass es früher aufwacht, um dann seinen Hunger zu stillen. Schließlich wird Ihr Kind selber zu verstehen geben, wann die Abendmahlzeit nicht mehr notwendig ist – indem es mehr schläft und immer weniger Interesse an der Brust zeigt.

der eigene Rhythmus des Kindes

■ *Wie kann man dafür sorgen, dass das Stillen nach Bedarf nicht in grenzenlose Beliebigkeit mündet, ohne jeglichen erkennbaren Rhythmus?*

Ruhe und Konzentration

Setzen Sie sich zum Stillen an einen ruhigen Ort, wo Sie weder von einem Telefon noch von einem Fernseher oder Ähnlichem gestört werden. Seien Sie konzentriert bei der Sache, damit Sie gut sehen und spüren können, was geschieht. Achten Sie außerdem darauf, wie lange Sie stillen. So lernen Sie schnell, wann die Milch einschießt, wann effektiv getrunken oder nur genuckelt wird. Sie werden entdecken, dass das Stillen in drei Phasen verläuft (siehe Seite 64 f.).

Wie wird das Baby angelegt?

Mittelweg zwischen Freilassen und festem Griff

Lassen Sie Ihr Kind nicht herumsuchen, sondern führen Sie es in dem Moment, wenn sich der Mund weit öffnet, mit dem Arm, auf dem der Kopf des Kindes ruht, zur Brustwarze. Suchen Sie einen Mittelweg zwischen dem völligen Freilassen und dem Zangengriff, wie ihn früher die gestrenge Kinderschwester anwendete.

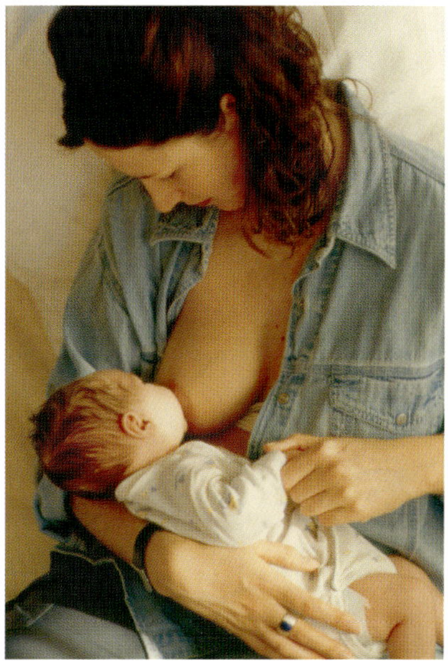

Der Kopf des Kindes ruht in der Armbeuge der Mutter, Rücken und Po werden von Unterarm und Hand gestützt. Wenn die Mutter dann noch die Füße fest auf den Boden stellen kann und das Kind nicht anheben muss, haben beide eine entspannte und bequeme Position für das Stillen gefunden.

«Madonnen-haltung»

Die häufigste Stillposition ist die «Madonnenhaltung», bei der Sie sich gerade hinsetzen. Legen Sie Ihr Kind beim Trinken an der linken Brust auf den linken Unterarm, den Kopf möglichst in der Armbeuge. Unterstützen Sie seinen Rücken und Po mit dem linken Arm und der linken Hand. Polstern Sie Ihren Schoß wenn nötig mit einem Kissen und sorgen Sie für einen sicheren Stand Ihrer Füße, so dass Sie entspannt sitzen können, ohne das Kind anheben zu müssen. Es ist wichtig, dass das Kind mit seinem Bauch an Ihrem Bauch liegt. Kleine Variationen sind möglich, denn es kommt immer auch auf das Verhältnis zwischen der Armlänge und der Schwere der Brust an.

Die drei Phasen beim Stillen

rasche, pausenlose Kieferbewegungen

■ *Phase 1:* Diese zeichnet sich durch rasche, pausenlose Kieferbewegungen aus. Die Brustwarze und ein Teil des Warzenhofes sind völlig vom Mund umschlossen. Im Mund entsteht ein Vakuum, weil nicht sofort Milch kommt, und die Lippen sind nach außen gestülpt. Durch dieses Saugen wird bei der Mutter der Milchfluss angeregt.

langsamere, kräftige Züge

■ *Phase 2:* In der nun folgenden Phase saugt das Kind mit langsameren, aber kräftigeren Zügen, bei denen sich deutlich die Kiefer oder sogar die Ohren mitbewegen. Rhythmisch, oft nach drei- oder viermaligem Saugen, wird die im Mund gesammelte Milch heruntergeschluckt, ohne die Brust loszulassen. Das Kinn entspannt sich und sinkt etwas herunter, während ein Gluckern hörbar wird. Allerdings gibt es auch Kinder, die zum Schlucken nicht innehalten.

bei einem gierigen Kind

Bei überreichlicher Milch und einem gierigen Kind ist es manchmal notwendig, es kurz nach dem Einschießen der Milch einige Sekunden von der Brust wegzunehmen. So kann man zu vermeiden versuchen, dass es sich verschluckt und spuckt – was eigentlich ein «Überlaufen» darstellt. Lassen Sie Ihr Kind dabei jedoch ganz nahe an der Brust liegen, so dass es sofort wieder angelegt werden kann, wenn es den Mund leer hat. Dann braucht es erst gar nicht ungeduldig zu werden, weil ihm die Brust genommen wurde. Wenn es nun weitertrinkt, verläuft dies meistens etwas ruhiger, nur von kurzen Schluckpausen unterbrochen.

- *Phase 3:* Die dritte Phase sieht wieder genauso wie die erste aus: Nur der Mund bewegt sich und es gibt kaum Schluckpausen.

Dauer des Stillens

Trinkt das Kind effektiv, wird es nach zwanzig bis höchstens dreißig Minuten die Brustwarze loslassen. Ihre Brust ist dann so gut wie leer, auch wenn nach dem Loslassen noch ein Tropfen Milch herauskommt. Manche Kinder saugen allerdings so kräftig, dass sie die Brust schon nach fünf bis zehn Minuten leer getrunken haben.

an beiden Brüsten trinken lassen

Lassen Sie dem Kind Zeit für ein Bäuerchen. Wenn das innerhalb einiger Minuten nicht klappt, kann man das Kind einfach an die andere Brust anlegen. Dauert es lange, bis das Kind aufstoßen kann, schläft es manchmal vorher ein. Dann gelingt es nicht mehr, es an die andere Brust zu legen. Dies sollten Sie vermeiden, denn die Erfahrung lehrt, dass im Allgemeinen – Ausnahmen bestätigen die Regel – die Milchmenge am besten erhalten bleibt, wenn immer aus beiden Brüsten getrunken wird.

Ihr Kind wird an der zweiten Brust nicht mehr so lange trinken wie an der ersten. Man kann dies als «Nachtisch» ansehen, doch in jedem Fall ist es ein Nachtisch, der dazugehört.

Wenn Sie das nächste Mal stillen, beginnen Sie mit der Brust, mit der Sie das letzte Mal aufgehört haben. Bei einer Mahlzeit zwischendurch oder beim «Troststillen» – was meiner Meinung nach eine Ausnahme bleiben sollte – wird am besten wieder die letzte Brust angeboten.

eine vollständige Mahlzeit geben

Wenn Sie konzentriert stillen und die Uhr im Auge behalten, können Sie Ihr Kind wenn nötig dazu anregen, innerhalb einer bestimmten Zeit eine vollständige Mahlzeit zu sich zu nehmen. Ihr Kind entwickelt dann von selbst innerhalb einiger Wochen ein regelmäßiges Schlaf- und Trinkverhalten. Nach einem guten Schlaf wird es sich ausgeruht zur nächsten Mahlzeit melden. Meistens ist dies alle drei bis vier Stunden der Fall.

Die Anzahl der Mahlzeiten pro Tag

In den ersten Tagen nach der Geburt wird das Kind etwa acht- bis zwölfmal nach einer Mahlzeit verlangen.

Nach drei bis vier Tagen kommt die Milchproduktion richtig in Gang. Die Brüste werden voller, manchmal kommt es auch zu einem Milchstau. Wenn Ihr Baby schon gut an der Brust saugen kann, wird es diese gründlich leer trinken. Dann stellt sich bald ein Rhythmus von sechs bis acht Mahlzeiten pro Tag ein.

sechs bis acht Mahlzeiten pro Tag

Die meisten Babys trinken in der zweiten Tageshälfte häufiger als morgens. Wenn das Kind gut trinkt, sind während der ersten Monate täglich mindestens sechs Mahlzeiten notwendig.

Die zeitlichen Abstände korrigieren

(auch bei Flaschennahrung anwendbar)

unregelmäßiges Trinken

Bei Kindern, die unregelmäßig trinken, sollte man die zeitlichen Abstände etwas verlängern, damit das Kind lernt, richtigen Hunger zu spüren. Es wird dann eher geneigt sein, eine komplette Mahlzeit zu sich zu nehmen. Halten Sie auf jeden Fall zwei Stunden Abstand ein, gerechnet ab dem Beginn der letzten Mahlzeit. So kommt die Verdauung zwischendurch etwas zur Ruhe. Dies gilt nicht während der ersten Tage nach der Geburt oder wenn Sie zu wenig Milch haben, dann sollte man öfter stillen.

höchstens vier Stunden Abstand

Kinder, die tagsüber zu lange schlafen, müssen manchmal für eine Mahlzeit geweckt werden. Lassen Sie am Tag höchstens vier Stunden verstreichen vom Beginn der letzten Mahlzeit bis zur nächsten. Nachts können Sie warten, bis Ihr Baby sich meldet, außer bei Kindern, die noch keine fünf Kilo wiegen.

Was ist der Grund für diese Vier-Stunden-Grenze? – Es kann passieren, dass ein Kind tagsüber sechs Stunden am Stück schläft. Dann wird es sich nachts öfter für eine Mahlzeit melden, weil es während des Tages insgesamt zu wenig getrunken hat. Auf diese Weise kann ein Kind die Nacht zum Tag machen.

Unruhe beim Stillen

Während und/oder nach dem Stillen kann Ihr Kind unruhig sein oder heftig weinen und den Rücken durchstrecken. Ein Grund dafür mag sein, dass der Milchfluss noch nicht richtig in Gang gekommen ist oder abgenommen hat. Aus einem gesunden Überlebenswillen heraus wird das Kind immer wieder zu trinken versuchen. Auch die Techniken beim Anlegen oder Trinken sind vielleicht noch nicht ganz optimal, oder das Kind leidet an Krämpfen. Es kann aber auch sein, dass die Brustwarzen wund oder entzündet sind, was ebenfalls dazu führen kann, dass Ihr Kind nicht genug Milch bekommt. In all diesen Fällen sollten Sie den Kinderarzt oder eine Stillberaterin zu Rate ziehen. Versuchen Sie nicht zu lange alleine zurechtzukommen, das kann das Stillen bald negativ beeinflussen.

wenn das Kind zu wenig Milch bekommt

Zu wenig Milch

Manchmal nimmt die Milchmenge ab, ohne dass man es sofort bemerkt. Ihr noch hungriges Kind wird, nachdem es kurze Zeit gesaugt hat, heftig an der Brustwarze ziehen, sie weinend wieder loslassen, um sie danach wieder heftig zu «attackieren». Temperamentvolle Kinder unternehmen oft zu Recht weitere wütende Anstrengungen. Auch wenn Sie dann selber noch einen Tropfen Milch aus der Brust herausdrücken können, besagt das wenig. Schläft das Kind kürzer, als Sie es gewohnt waren, und meldet es sich häufiger für eine Mahlzeit, so kann dies ebenfalls darauf hindeuten, dass Ihre Milch kurzfristig nicht ausreicht. Legen Sie das Kind dann einfach so oft an, wie es danach verlangt. Die Anzahl der Mahlzeiten pro Tag wird dadurch zunehmen. Verwöhnen Sie sich ein paar Tage lang, oder lassen Sie sich verwöhnen – das wirkt Wunder! Liegt weiter nichts Ungewöhnliches vor, kann Ihre Milchmenge schon nach einigen Tagen wieder ausreichen.

mehr Mahlzeiten anbieten

Wachstumsschübe

häufiger stillen

Wachstumsschübe können sich im Alter von zehn bis vierzehn Tagen manifestieren, mit sechs Wochen und mit etwa drei Monaten. In diesen Entwicklungsphasen möchte das Kind häufiger gestillt werden. Wenn Sie das Trinkverhalten Ihres Kindes gut beobachten, werden Sie feststellen, dass diese Phasen meistens nur zwei Tage dauern.

Notfalls werden Sie Ihrem Kind dabei helfen müssen, konzentriert zu trinken. Nur wenn es ausreichend und kräftig trinkt, wird die Milchproduktion gefördert. Wenn Sie ihm hingegen die Freiheit lassen, je nach Bedarf häufig kleinere Portionen zu sich zu nehmen, entsteht leicht ein Chaos, das oft auch dann noch unvermindert anhält, wenn der Wachstumsschub schon längst wieder vorbei ist.

mindestens zwei Stunden Abstand

Auch während dieser Wachstumsschübe kann man im Allgemeinen die minimale zeitliche Distanz von zwei Stunden zwischen zwei Mahlzeiten einhalten. Wenn Sie nach drei Tagen nicht wieder zu einem guten Rhythmus gefunden haben, sollten Sie sich von Ihrem Kinderarzt beraten lassen. Eine falsche Gewohnheit hat sich schnell eingeschlichen, ist aber schwer wieder abzulegen.

Wachwerden für die Welt

Auffälligerweise werden diese Wachstumsschübe auch für das Alter von sechs Wochen bzw. drei Monaten beschrieben. Mit sechs Wochen beginnt ein Kind Kontakt aufzunehmen, indem es die Menschen in seiner Nähe anlacht. Dies ist ein Zeichen für das erste Erwachen aus der eigenen Dämmerwelt, ein Wachwerden für unsere Welt. Mit drei Monaten ist dann ein zweiter Zeitpunkt des Erwachens für die Welt gekommen. Das Kind beginnt sich für Dinge in der etwas weiteren Umgebung zu interessieren und entdeckt die eigenen Händchen. Nun steht nicht mehr nur das Sattwerden im Mittelpunkt. Wenn der erste Hunger gestillt ist, lacht das Kind die Welt an. Bei diesem breiten Lachen rutscht die Brustwarze aus dem Mund, und die Händchen greifen nach der Brust und in den Bauch der Mutter. Auch bei Geräuschen wie etwa dem Klingeln des Telefons wird nun die Brustwarze losgelassen.

zu intensive Reaktion

Diese Zeichen des Wachwerdens für die Welt sind sehr rührend und fordern die Mutter auf, zu reagieren. Beschäftigt man sich dann aber zu intensiv mit dem Kind, ist es immer weniger geneigt, das Trinken wieder aufzunehmen. Als Folge davon wird es sich häufiger melden, um wieder gestillt zu werden.

Der Schlaf-, Wach- und Mahlzeitenrhythmus im ersten Lebensjahr

In der folgenden Übersicht über die Schlafdauer, die Länge der Wachphasen und die Anzahl der Mahlzeiten im ersten Lebensjahr schlagen sich meine Erfahrungen mit Kindern nieder, deren Alltag sich nach einem festen Rhythmus richtet und von Eindeutigkeit geprägt ist.

rhythmischer Alltag und Eindeutigkeit

Wenn Ihr Kind viele kurze Schläfchen macht, werden Sie zunächst nicht glauben wollen, dass ein Baby so viel schlafen kann. Trotzdem schlage ich vor, diese Übersicht als Leitfaden ernst zu nehmen und nicht davon auszugehen, dies sei Ihrem Kind nicht beschieden.

Für diese Übersicht gilt:

- Das Stillen erfolgt immer nach dem Aufwachen, je nach Bedarf mit oder ohne Wechseln der Windeln dazwischen.
- Zur Zeit des Wachseins werden die Phasen gerechnet, in denen Sie Ihr Kind (tagsüber) stillen und es anschließend spielt.
- Als Nacht gilt die Zeit zwischen etwa acht Uhr abends und sieben Uhr morgens, gegebenenfalls von einer Mahlzeit ohne anschließendes Spielen unterbrochen.

Die eventuellen Zeiten abendlichen Weinens werden in der folgenden Übersicht außer Acht gelassen.

0 bis 2 Wochen:	wach verbrachte Zeit jeweils:	30 bis 45 Minuten
	Dauer des Schlafes jeweils:	2 bis 3 Stunden
	Anzahl der Mahlzeiten pro Tag:	8 bis 6
2 bis 6 Wochen:	wach verbrachte Zeit jeweils:	45 bis 60 Minuten
	Dauer des Schlafes jeweils:	2 bis 3 Stunden
	Anzahl der Mahlzeiten pro Tag:	8 bis 6
7 bis 12 Wochen:	wach verbrachte Zeit jeweils:	60 bis 75 Minuten
	Dauer des Schlafes jeweils:	2 bis 3 Stunden
	Anzahl der Mahlzeiten pro Tag:	6 bis 5
3 bis 5 Monate:	wach verbrachte Zeit jeweils:	1,5 Stunden
	Dauer des Schlafes jeweils:	2 Stunden
	Anzahl der Mahlzeiten pro Tag:	5

Nachmittagsschlaf Mit ungefähr sechs Monaten lassen die Kinder den Nachmittagsschlaf aus. Sie bleiben dann nach der Mahlzeit um etwa vier Uhr nachmittags wach bis zur nächsten um etwa halb sieben. Selbstverständlich wird das Kind nach so einer langen wachen Phase vor dem Schlafen gefüttert. Einige Kinder bekommt man jetzt auch nicht mehr für die *Nachtmahlzeit* späte Nachtmahlzeit wach, so dass diese entfällt.

6 Monate:	wach verbrachte Zeit jeweils:	2 Stunden
	Dauer des Schlafes jeweils:	2 Stunden
	Der Schlaf nach der dritten Mahlzeit entfällt bald.	
	Anzahl der Mahlzeiten pro Tag:	5 bis 4
	Die späte Nachtmahlzeit entfällt bald.	
etwa 9 Monate:	wach verbrachte Zeit jeweils:	2 Stunden
	Dauer des Schlafes jeweils:	2 Stunden
	Anzahl der Mahlzeiten pro Tag:	4 bis 3 sowie 2 kleine Zwischenmahlzeiten
	Nach der dritten Mahlzeit wird nicht mehr geschlafen.	
	Die Nacht beginnt um 19 Uhr.	
12 bis 14 Monate:	Schlafen:	ein- oder zweimal am Tag
	Anzahl der Mahlzeiten pro Tag:	3 sowie 2 kleine Zwischenmahlzeiten
	Die Nacht beginnt um 19 Uhr.	
14 Monate bis etwa 3½ Jahre:	Schlafen:	ein Mittagschlaf von 2 bis 3 Stunden
	Anzahl der Mahlzeiten pro Tag:	3 sowie 2 kleine Zwischenmahlzeiten
	Die Nacht beginnt um 19 Uhr.	

der Mittagschlaf

Wenn der Mittagschlaf in einen für das Kind erkennbaren Tagesrhythmus aufgenommen ist – zum Beispiel folgt auf die Zeit im Hochstuhl, in dem es gegessen hat, immer das Bett –, so kann man ihn bis zu einem Alter von ungefähr dreieinhalb Jahren beibehalten. Die Eltern müssen dann allerdings in der Trotzphase ihres Zweijährigen standhaft bleiben. Auf diese Weise wird der Widerstand des Kindes nur von kurzer Dauer sein. Eine solche Ruhephase tut den meisten Kindern bis zu diesem Alter gut, wie sich in der Praxis gezeigt hat.

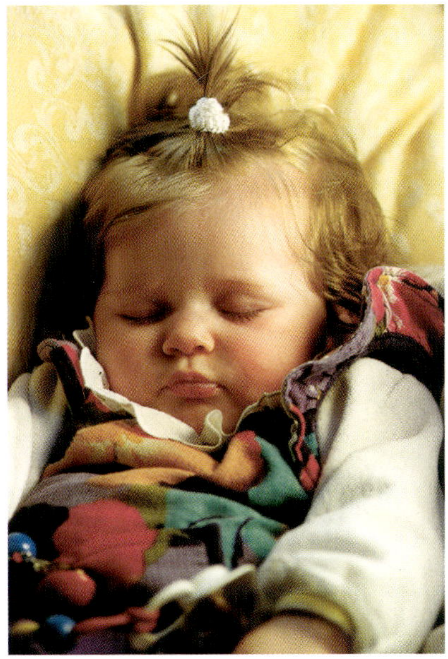

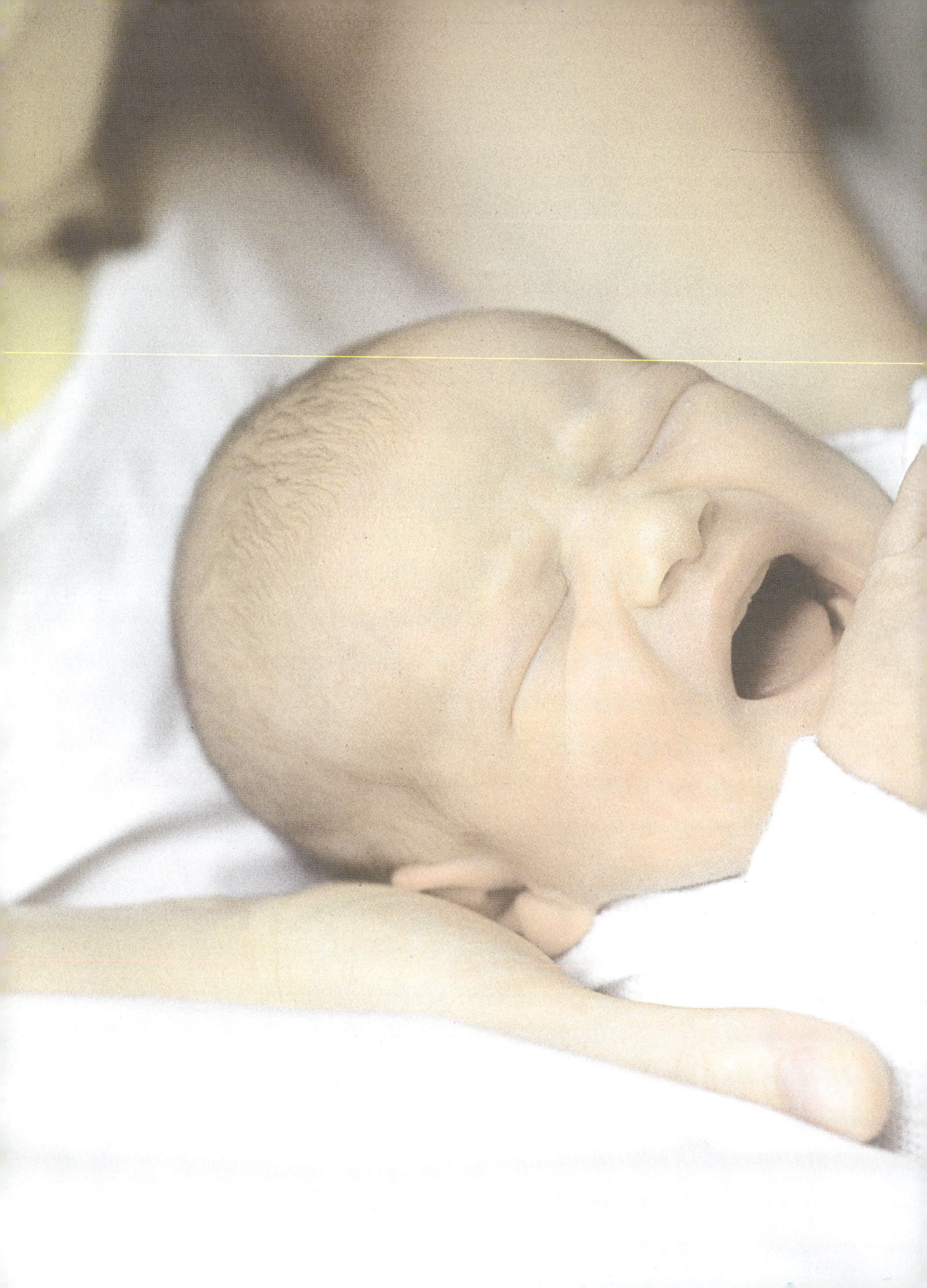

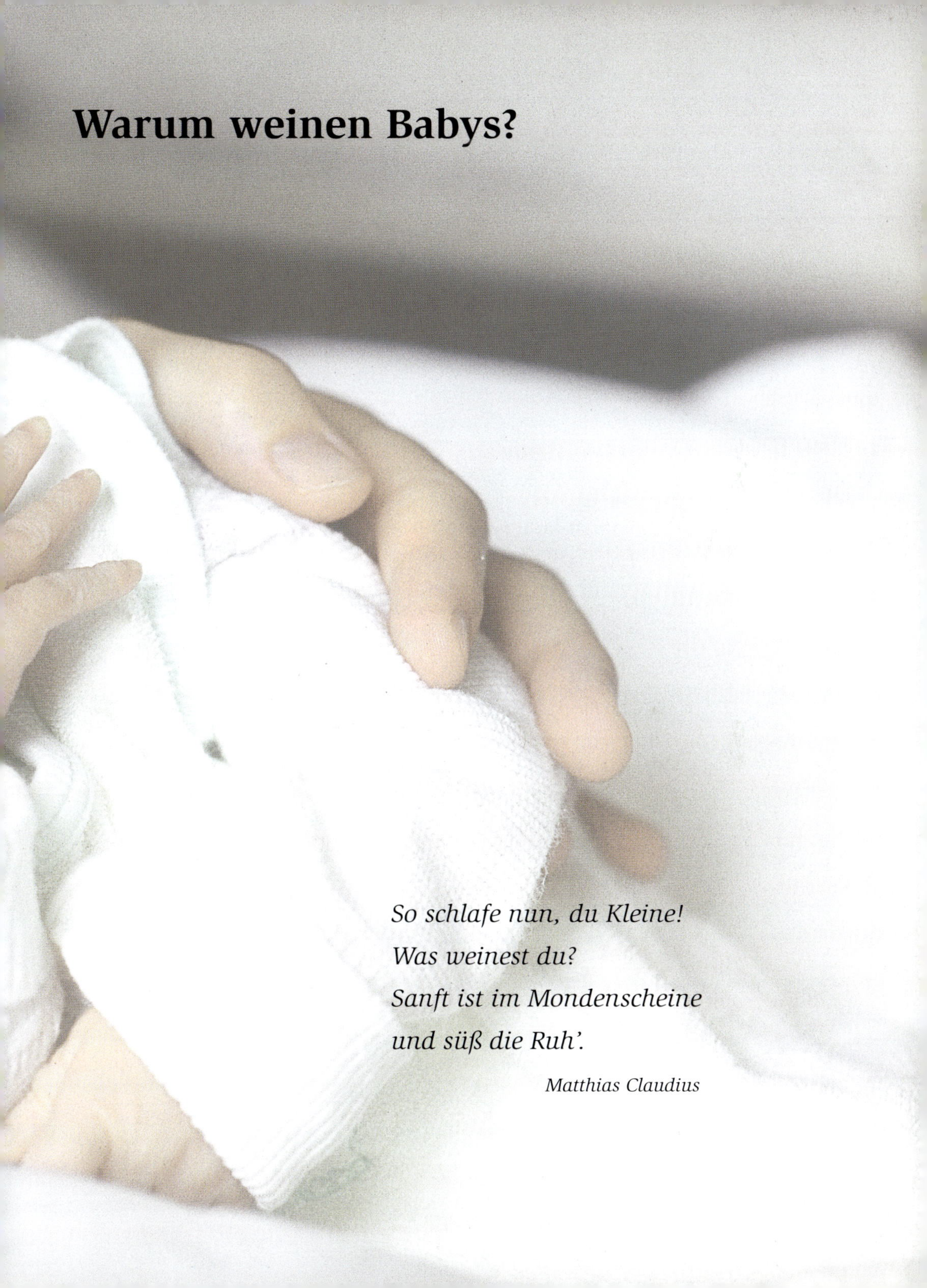

Warum weinen Babys?

So schlafe nun, du Kleine!
Was weinest du?
Sanft ist im Mondenscheine
und süß die Ruh'.

Matthias Claudius

In diesem Kapitel soll die Frage untersucht werden, warum in der heutigen Zeit so viele Kinder wenig schlafen, häufig weinen, quengeln und unruhig sind. Dazu möchte ich einige Gedanken zu den Themen Weinen, Trösten, Verwöhnen und Gewöhnung ausführen.

gibt es heute mehr Quengelbabys?

Man kann sich fragen, ob Babys heutzutage mehr weinen als früher. Gibt es mehr Quengelbabys, Kinder, die nur auf dem Arm der Mutter oder des Vaters zufrieden sind? Verlangen die heutigen Kinder mehr Nähe? Ist es nicht sehr unnatürlich, ein Kind nach neun Monaten Schwangerschaft in eine Wiege zu legen – weg von dem vertrauten Herzschlag der Mutter? Junge Äffchen hängen doch auch noch viele Monate am Bauch ihrer Mutter.

eine Frage der Mentalität?

Wurde früher wirklich weniger geweint? Oder war die Mentalität anders? Damals musste das Kind möglichst abgehärtet werden. Weinen war erlaubt, oder besser gesagt: Weinen gehörte dazu. Es sei gut für die Lungen, so sagte man. Außerdem hatte man nicht die Zeit, sein Kind so oft zu trösten. Und man meinte, es würde dadurch nur verwöhnt werden.

Gründe für das Weinen

Wenn ein Kind eine saubere Windel und ausreichend getrunken hat, warum weint es dann? Warum weint es, wenn es kurz alleine gelassen oder ins Bett gelegt wird? Meistens beginnt das Weinen ein bis zwei Wochen nach der Geburt. Wenige Kinder weinen schon von Geburt an sehr viel. Frühgeburten, eine zu schnelle Niederkunft, Stress bei den Eltern und Probleme während der Schwangerschaft oder eine schwierige Geburt können die Ursachen dafür sein. Oftmals gibt es jedoch keinen erkennbaren Grund. Manche Eltern sagen dann: «Es ist, als traue mein Kind sich das Erdenleben nicht zu, als weiche es davor zurück.»

Körpersprache

Das Kind selbst zeigt manches durch seine Körpersprache, aber es kann sich nicht wirklich verständlich machen. Es schlägt mit Armen und Beinen und streckt den Rücken durch. Manchmal ist der kleine Körper fest wie ein Brett, und die blauen Fäustchen ballen sich krampfartig. Das Kind bläst sich auf, wodurch es buchstäblich außer sich gerät und «größer» wird. Eltern sagen dazu oft auch: «Es ist nicht bei sich.»

Über die Ursachen kann man in solchen Fällen nur Vermutungen anstellen, gesichertes Wissen gibt es da nicht. Bekannt ist hingegen, dass durch das viele Weinen eine Abwärtsspirale der Ermüdung entsteht, sowohl bei den Eltern als auch beim Kind. Die Übermüdung lässt auch die Körpersprache des Kindes unklar werden, so dass sie schon bald keine Orientierungshilfe mehr ist.

Übermüdung als Ursache

Nach meinen Erfahrungen ist Übermüdung eine wichtige Ursache für das Weinen. Das führt mich zu folgender These:

> Schreibabys gibt es (fast) nicht. Aber es gibt Babys, die durch Übermüdung viel weinen und quengeln.

Schreibabys

Gelingt es, diesen Zustand der Übermüdung zu beenden, wird das übermäßige Weinen aufhören. Das würde meiner Meinung nach bedeuten, dass der Anteil an Schreibabys, der heute mit 10 bis 25% aller Kinder angegeben wird, vielleicht auf weniger als 5% verringert werden kann.

Trösten

Ratschläge in Zeitschriften

«Man muss trösten! Wenn Sie Ihr Kind weinen lassen, sind Sie keine guten Eltern!» – Schlägt man eine beliebige pädagogische Zeitschrift auf, wird einem diese Botschaft vermittelt. Viele Eltern richten sich nach solchen Zeitschriften, sie sind ihre wichtigste Informationsquelle. Denn für einen der vielseitigsten Berufe, die Elternschaft, gibt es keine entsprechende Ausbildung (auch wenn der Ruf nach einer solchen Ausbildung in den Medien lauter wird).

«Man muss trösten», schreiben auch manche neuere professionelle Ratgeber. «Weint Ihr Baby, dann braucht es Trost. Suchen Sie einen Zustand zu erreichen, in dem Sie und Ihr Baby sich wohl fühlen.» Oder: «Viele Babys haben Bauchkrämpfe. Meistens sind diese mit drei Monaten vorbei, aber es kann auch länger dauern. Ihnen bleibt nichts anderes übrig, als dies zu akzeptieren. Trösten Sie Ihr Kind so viel wie möglich. Je schneller ein Kind getröstet wird, desto zufriedener wird es später sein.»

Trösten ist wichtig

Getröstet zu werden ist lebenswichtig für ein Kind. Fast alle Eltern trösten ihre Kinder ganz selbstverständlich. Das Baby ist ja hilflos und von ihnen abhängig. Hat es Hunger, eine schmutzige Windel oder ist es müde, so braucht es sie.

wann braucht das Kind wirklich Trost?

Es ist jedoch nicht so einfach zu beurteilen, welche Äußerungen eines Kindes mit Trost beantwortet werden sollten und welche zum Beispiel eine Bitte darstellen, schlafen gelegt zu werden.

«Von unseren beiden Kindern haben wir gelernt, dass Weinen nicht unbedingt das Bedürfnis nach Trost sein muss. Bei Armin, zehn Jahre älter als seine Schwester, haben wir erst nach einigen Wochen begriffen, dass es auch bedeuten konnte: ‹Ich möchte ins Bett!› Also nicht trösten, zusätzlich stillen oder die Windel wechseln, sondern ihn einfach an seinen vertrauten Platz legen, mit dem Daumen oder einem Schnuller im Mund, und ihm kurz übers Köpfchen streichen.
Bei seiner Schwester Julia haben wir es nach der Geburt sofort verstanden; hinter dem Weinen verbarg sich oft die Bitte, in die vertraute Wiege gelegt zu werden, auch als sie noch ganz klein war. Und dann war sie auf einmal still und schlief wunderbar bis zur nächsten Mahlzeit. Wenn wir sie zu trösten versuchten oder im Arm hielten, bewirkte das oft nur das Gegenteil.»

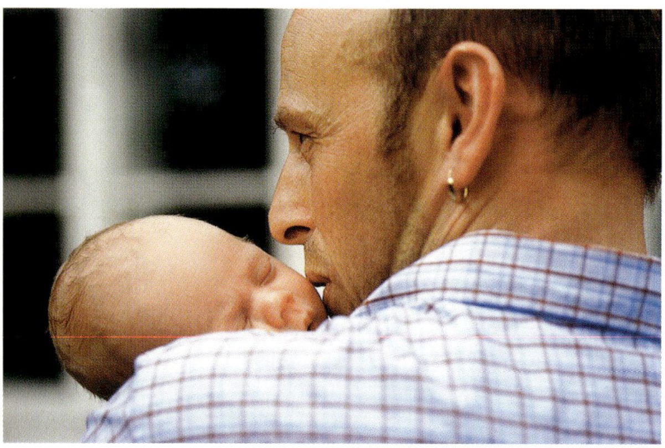

Für jedes Kind ist es ganz wichtig, bei Kummer liebevoll getröstet zu werden. Aber manchmal weint ein Baby auch, weil es müde ist und ins Bett gelegt werden will. Viele Eltern lernen schon bald zu verstehen, was ihr Sprössling gerade braucht.

Verwöhnen

Darüber, dass ein Baby nicht verwöhnt werden kann, scheinen sich alle einig zu sein. Aber was heißt Verwöhnen? Verwöhnen kann man ein Kind erst, wenn es begriffen hat, dass es mit Weinen und Quengeln seinen Willen durchsetzen kann. Das bedeutet: Ein gewisses Maß an Bewusstsein muss vorhanden sein, um verwöhnt werden zu können. Deshalb ist es richtig, von Verwöhnen zu sprechen, wenn man «gezwungenermaßen» nachgibt.

was heißt Verwöhnen?

Dementsprechend ist es auch erst ab einem Alter von etwa sechs bis neun Monaten möglich, ein Kind zu verwöhnen, spätestens dann, wenn es ein ortsgebundenes Erinnerungsvermögen entwickelt hat (mit etwa vierzehn Monaten). Unbemerkt kann das Einschlafritual ausufern, weil das Kind es schafft, immer mehr Aufmerksamkeit zu erheischen. Wenn an einigen Abenden hintereinander ein zusätzliches Liedchen gesungen wird, weil das Kind die Eltern so hinreißend darum bittet, erinnert es sich am nächsten Abend daran und wird nun das Extralied «einfordern». Ein gesundes Kind wird übrigens in solchen sich wiederholenden Situationen, in denen es sich einmal durchgesetzt hat, immer mehr herauszuholen versuchen. Somit lernt es, den Eltern seinen Willen aufzuerlegen.

ab sechs bis neun Monaten

Einschlafritual

Zu Anfang durchschaut man das nicht, man ist gerührt und gibt allzu leicht nach. Ist es doch ein wunderbares und harmloses Spiel, immer noch ein Liedchen oder eine Geschichte dranzuhängen – bis man feststellt, dass die Konsequenzen dieses Handelns weniger harmlos sind. Sind Sie mal müde und möchten zum alten Ritual zurückkehren, stellt sich heraus, dass das nicht möglich ist. Ihr Kind protestiert lauthals und lässt sich nicht so einfach zum Verzicht auf die erworbenen Rechte bewegen.

Konsequenzen nachgiebigen Handelns

Wer das einmal erlebt hat, weiß: Ab jetzt besteht die Gefahr, das Kind zu verwöhnen. Die meisten Eltern möchten das im Prinzip nicht einreißen lassen.

Gewöhnung

wiederkehrende Reaktionsmuster

Gewöhnung tritt auf, wenn sich zwischen Eltern und Kind wiederholt die gleichen Reaktionsmuster abspielen. Hat Ihr Kind immer wieder die Erfahrung gemacht, beim Weinen hochgenommen und dann in den Schlaf gewiegt zu werden, lernt es, dass Weinen dazu führt, hochgenommen und in den Schlaf gewiegt zu werden. Es wird sich also daran gewöhnen, beim Einschlafen Zuwendung zu bekommen, und nicht lernen, selbstständig einzuschlafen. Je länger Sie das praktizieren, desto mehr wird sich diese Angewohnheit verfestigen.

Gewöhnung kann sehr schnell erfolgen

Ein Neugeborenes kann sich schon nach vier Wochen daran gewöhnt haben. Eltern von unruhigen Kindern erzählten mir sogar, sie hätten im Nachhinein festgestellt, dass bereits im Alter von zwei Wochen bei ihren Kindern eine Gewöhnung entstanden sei.

Gewöhnung kann man auch als eine Form der Konditionierung ansehen. Ein Kind, das daran gewöhnt ist, schlafend ins Bett gelegt zu werden, weiß nicht, was man von ihm verlangt, wenn es wach hingelegt wird, und wird deshalb lautstark protestieren gegen diese ihm unbekannte Situation. Kinder können sich daran gewöhnen, zwölfmal am Tag kleine Portionen zu trinken, sie können sich aber auch daran gewöhnen, fünfmal eine vollständige Mahlzeit zu sich zu nehmen – alles eine Frage der Gewohnheit, sprich: der Gewöhnung.

positive und negative Gewöhnung

Es kann sich also sowohl im positiven als auch im negativen Sinn Gewöhnung entwickeln. Es mag sich vielleicht etwas schulmeisterlich anhören, aber Eltern sind in hohem Maße verantwortlich für die Verhaltensweisen, die sie ihrem Kind durch Gewöhnung beibringen.

> *Ge*wöhnen oder *Ver*wöhnen: Im Leben eines kleinen Kindes hat der Unterschied dieser einen Silbe eine große Bedeutung, die die Eltern nicht ignorieren dürfen. Verwöhnen kann man ein Kind ab einem Alter von sechs bis neun Monaten. An bestimmte Verhaltensweisen gewöhnen kann es sich bereits mit drei Wochen!

Meine vorläufige Antwort auf die Frage: Warum weinen Babys?

Wie bereits erwähnt, lehrte mich die Erfahrung, dass viele Kinder weinen, weil sie übermüdet sind. Wenn die oft unbemerkte Spirale der sich immer weiter steigernden Müdigkeit durchbrochen wird und das Kind den Schlaf aufholen kann, weint es beträchtlich weniger. Und wenn es dann doch noch einmal weint, heißt das eindeutig: «Ich habe Hunger, gib mir etwas zu essen» oder: «Hilf mir, es stürmt zu viel auf mich ein» oder: «Jetzt möchte ich schlafen.»

sich steigernde Müdigkeit

Auch in dem folgenden Beispiel wird deutlich, in welch hohem Maße Schlafmangel ein Kind und seine Eltern aus der Bahn werfen kann – und wie hilfreich es sein kann, mit dem Pucken zu beginnen.

Schlafmangel und Pucken

Weint Niels wegen eines Geburtstraumas oder Übermüdung oder beidem? Wir werden es nie wissen. Seine Mutter erzählt: «Niels wiegt neun Pfund bei der Geburt. Als sein Kopf draußen ist, bleibt sein Körper stecken. Die Hebamme muss sehr kräftig ziehen, um ihn herauszubekommen. Er weint während der ersten Tage nach der Geburt bestimmt zehn Stunden und schläft alles in allem nur sieben Stunden pro Tag. Nur auf dem Arm kann er schlafen, aber er schreckt immer nach kurzer Zeit wieder hoch. Nach fünf Nächten praktisch ohne Schlaf bin ich völlig erschöpft. Die Hebamme, die mich entbunden hatte, kommt vorbei, während ich schlafe. Sie lässt sich von der Wochenpflegerin alles erzählen. Darauf beschließt sie, Niels zu pucken, ohne mich zu wecken. Er fällt nahezu augenblicklich in einen Schlaf, der gut fünfzehn Stunden andauert, nur unterbrochen von den Mahlzeiten – das Kerlchen war todmüde. Wir konnten endlich aufatmen!»

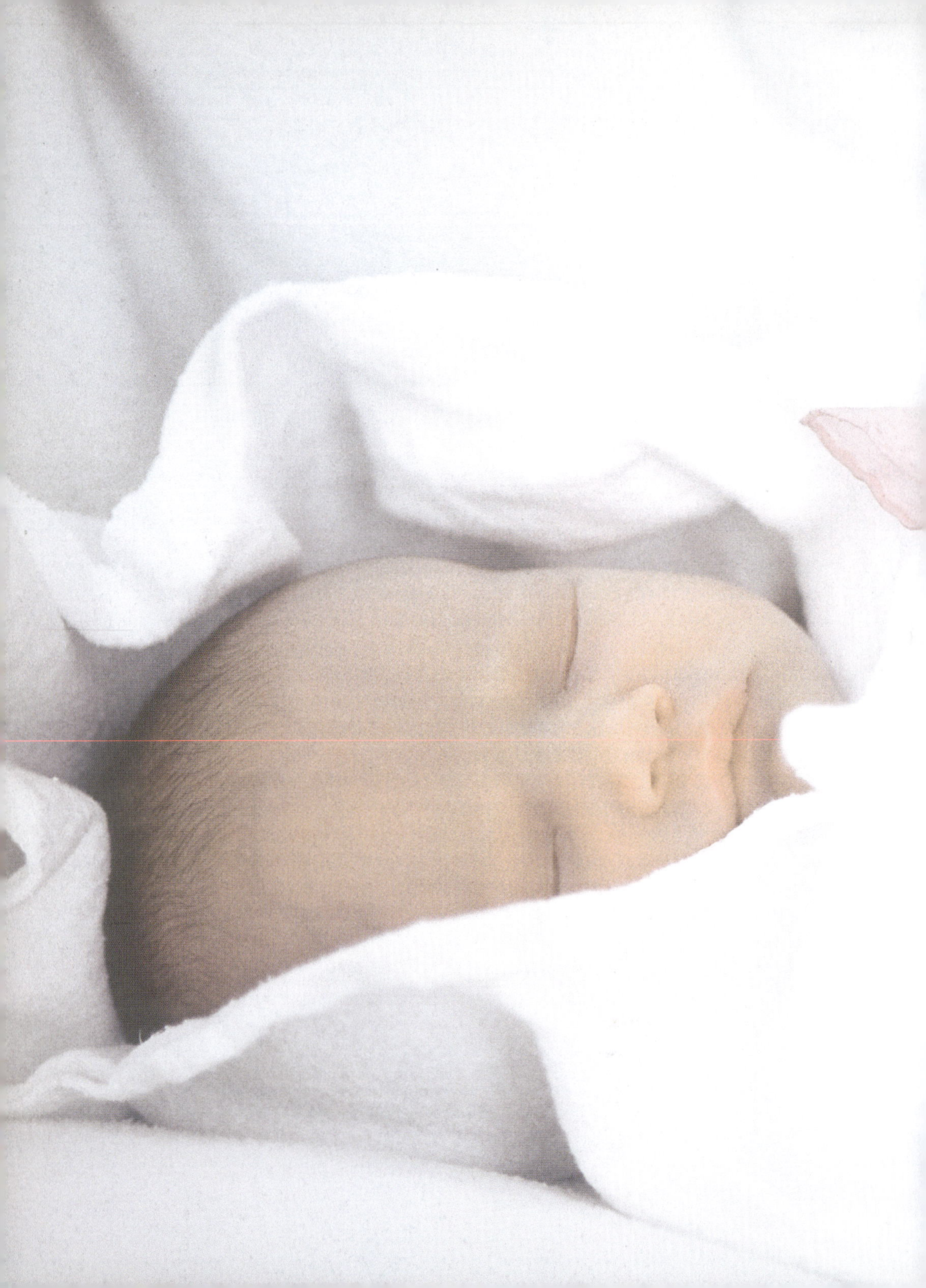

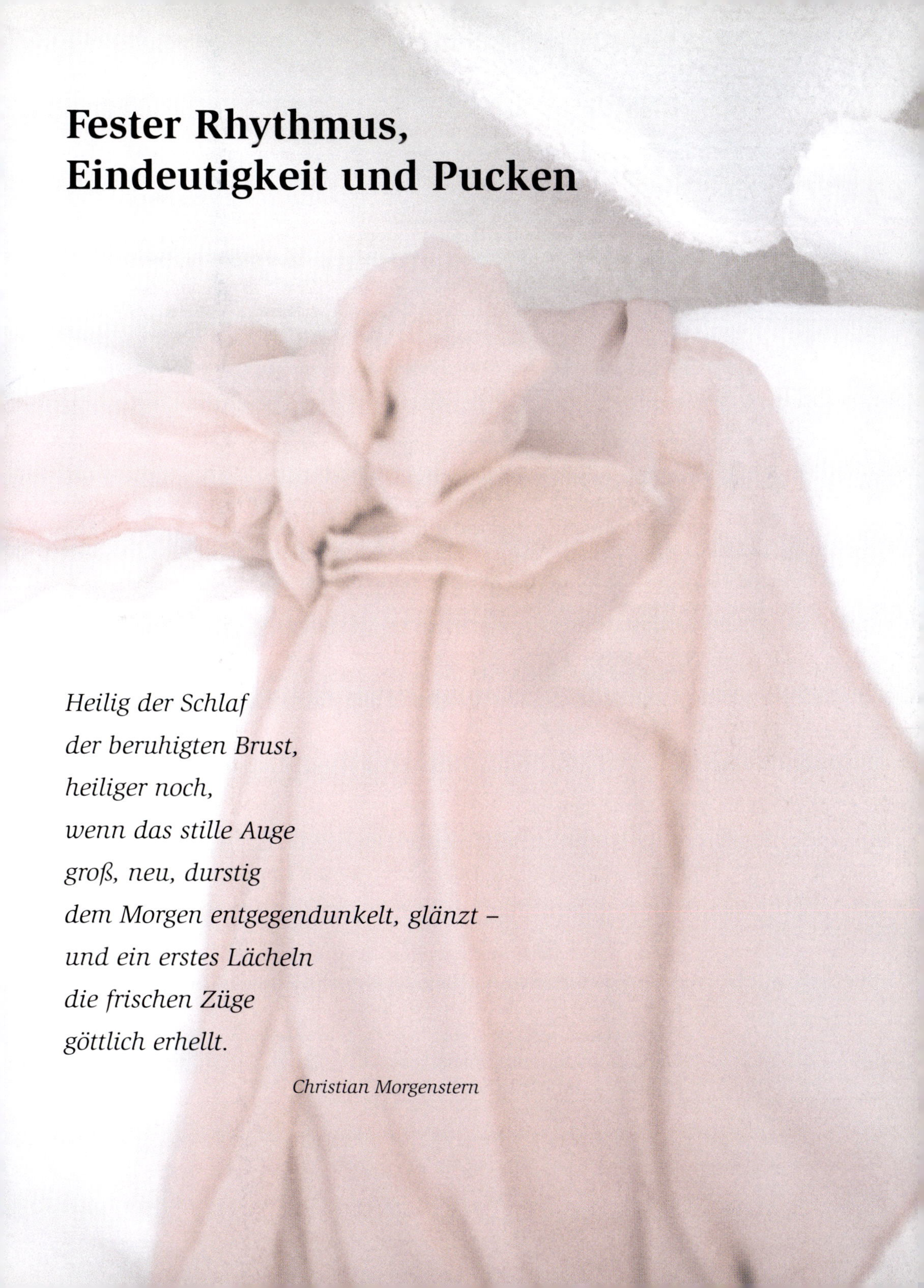

Fester Rhythmus, Eindeutigkeit und Pucken

Heilig der Schlaf
der beruhigten Brust,
heiliger noch,
wenn das stille Auge
groß, neu, durstig
dem Morgen entgegendunkelt, glänzt –
und ein erstes Lächeln
die frischen Züge
göttlich erhellt.

Christian Morgenstern

Weinen und Unruhe beenden

Ging es in den bisherigen Kapiteln darum, übermäßiges Weinen und Unruhe zu vermeiden, so werden wir in diesem Kapitel Methoden darstellen, mit welchen man Weinen und Unruhe ein Ende setzen kann, sofern sie nicht krankheitsbedingt sind. Selbstverständlich ist damit nicht gemeint, jegliches Weinen stoppen zu wollen. Anfänglich können diese Methoden sogar dazu führen, dass das Kind kurzfristig mehr weint. Das kann jedoch als ein gesunder Protest gegen den neuen, noch unbekannten Kurs gewertet werden. Wenn das Kind dann ruhiger wird und damit auch weniger weint und quengelt, wird nur noch das «normale» Weinen übrig bleiben – als eine Form der Körpersprache mit einer klaren Botschaft.

bei der Wurzel des Problems anpacken

In der Praxis habe ich festgestellt, dass übermäßiges Weinen und Unruhe meistens eine Folge von Übermüdung sind. Diese Übermüdung konnte entstehen, weil das Kind durch einen unregelmäßigen Schlaf- und Trinkrhythmus sowie die Tatsache, dass es nicht aus eigener Kraft einschlafen kann, insgesamt zu wenig Schlaf bekommt. Es ist deshalb wichtig, nicht nur das Weinen vermeiden zu wollen, sondern bei den Wurzeln des Problems anzupacken.

> Die hier beschriebenen Methoden haben das Ziel:
> - für mehr Schlaf zu sorgen, damit die Übermüdung abgebaut werden kann,
> - die Selbstständigkeit des Kindes zu fördern
> - und damit übermäßiges Weinen zu vermindern oder sogar zu vermeiden.

neue Verhaltensmuster erlernen

Die hierbei angewandten Verfahrensweisen sind darauf ausgerichtet, alte Verhaltensmuster zu durchbrechen und neue zu erlernen. Der Erfolg, der auf diese Weise erzielt wird, kann auch langfristig erhalten werden, wenn die grundlegenden Maßnahmen, der feste Rhythmus und die Eindeutigkeit im Umgang mit dem Kind, auch weiterhin Bestandteil des täglichen Lebens bleiben.

Wie bereits erwähnt, sollen hier zwei Methoden dargestellt werden:

- die Einführung von einem festen Rhythmus und Eindeutigkeit im Umgang mit dem Kind,

- die Einführung von einem festen Rhythmus, Eindeutigkeit im Umgang mit dem Kind und dem Pucken als zusätzliches Hilfsmittel.

Mit einem festen Rhythmus meine ich:
einen gleich bleibenden Tagesablauf in der Reihenfolge: schlafen – aufwachen – füttern – schmusen nach Bedarf, auf dem Arm oder auf dem Schoß – alleine spielen im Laufstall – bei Zeichen von Müdigkeit das Kind wach zum Schlafen ins Bett legen (siehe auch Seite 31 ff. und 136 ff.).

Mit Eindeutigkeit meine ich:
gleiche Ereignisse am selben Ort stattfinden zu lassen, zum Beispiel: Alleine gespielt wird immer im Laufstall, tagsüber wird immer im selben Bett und nachts am selben Ort geschlafen (siehe auch Seite 104).

Pucken

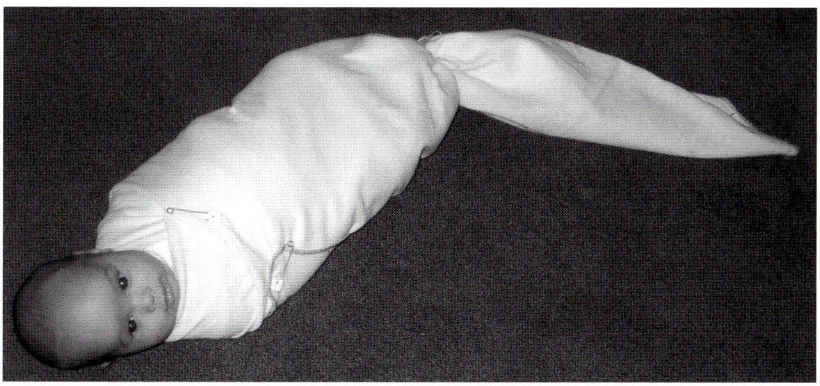

Im ersten Moment vielleicht ein befremdlicher Anblick, in Wirklichkeit aber eine große Hilfe für das Kind: Die Tücher verhindern unwillkürliche Bewegungen mit Armen und Beinen, die das Baby wach halten oder aus dem Schlaf aufschrecken lassen. Es fühlt sich geborgen und umhüllt und kann endlich Ruhe finden.

was heißt Pucken?

Was versteht man unter Pucken? – Legt man ein Kind zum Schlafen hin, wird es von einem oder zwei Tüchern von den Schultern bis zu den Zehen so «begrenzt», dass es sich nur eingeschränkt bewegen kann. Auf diese Weise wird das Kind ein kompaktes Bündelchen, das sich als Ganzes bewegt, ohne dass Arme oder Beine durch unwillkürliche Reflexe oder Bauchkrämpfe ausladende Bewegungen machen können. Dadurch verhindern die Tücher, dass sich das Kind durch solche Bewegungen andauernd selbst wach hält oder vorzeitig wieder aus dem Schlaf reißt.

Pucken heute und in vergangenen Zeiten

heutiges Pucken

Beim heutigen Pucken, wie es in diesem Buch beschrieben wird, umhüllen die Tücher mehr oder weniger stramm die Arme und Beine, abhängig vom Alter des Kindes. Dabei unterscheidet sich die Straffheit der Tücher um die Beine vor und nach der Altersgrenze von sechs Monaten erheblich. Außerdem wird das Kind nur gepuckt, wenn es zum Schlafen hingelegt wird. Die Bewegungsfreiheit wird also nur dann eingeschränkt, wenn das Kind schlafen möchte, dies jedoch nicht von allein schafft, weil es seinen Bewegungen ausgeliefert ist. Nimmt man das Kind aus dem Bett, um es zu füttern und zu spielen, entfernt man die Tücher, damit es sich völlig frei bewegen kann.

in der Vergangenheit

Früher (manchmal aber auch noch heute) wurde in einigen Kulturen während einer bestimmten Zeitspanne permanent stramm gewickelt, das Kind war also Tag und Nacht in den Tüchern. Die Dauer variierte von vierzig Tagen bis zu etwa einem Jahr. Zum Teil war es nicht einmal nötig, das Kind zu windeln, weil am Gesäß eine Öffnung gelassen wurde. Der ganze Körper, häufig inklusive Kopf, war stramm eingewickelt.

Im Gegensatz zu früher pucken wir heute nur, wenn es einen bestimmten Grund dafür gibt, nur zum Schlafen und nur in direktem Zusammenspiel mit einem vorhersehbaren Verhalten gegenüber dem Kind, welches durch einen festen Rhythmus und Eindeutigkeit gewährleistet wird.

ein vorübergehendes Hilfsmittel

Das Pucken muss als ein vorübergehendes Hilfsmittel gesehen werden, um einen festen Rhythmus einführen zu können, damit das

Kind sich selbst helfen und sein Schlaf-, Trink- und Spielbedürfnis in ausgewogener Weise stillen kann. Die Tücher werden überflüssig, sobald der feste Rhythmus in Fleisch und Blut übergegangen ist und das Kind eine gewisse «Selbstständigkeit» entwickelt hat. Die Eltern werden aber dafür sorgen müssen, dass dieser Rhythmus auch weiterhin beibehalten wird.

den Rhythmus beibehalten

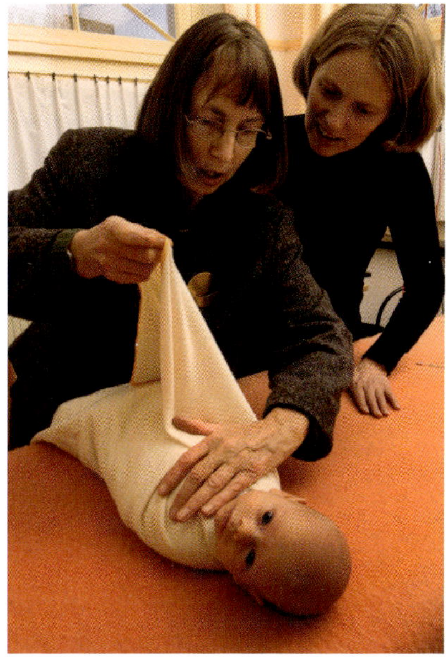

Die Autorin zeigt einer jungen Mutter, wie's geht. Im Gegensatz zu früheren Zeiten wird heute nur gepuckt, wenn es einen Grund dafür gibt, und das straffe Wickeln ist auch nur als vorübergehendes Hilfsmittel gedacht, bis das Kind wieder im Gleichgewicht ist.

Pucken bis zum Alter von sechs Monaten

Die meisten Kinder, die unter meiner Anleitung gepuckt wurden, waren drei Wochen bis zu einem halben Jahr alt. Ab einem Alter von sechs Monaten darf normalerweise nicht mehr gepuckt werden, weil sich ältere Kinder immer besser auf den Bauch drehen können. Auf dem Bauch liegend haben stramm gewickelte Babys ein höheres Risiko, am plötzlichen Kindstod zu sterben.

die Altersgrenze von sechs Monaten

Die Altersgrenze von sechs Monaten kann meist eingehalten werden, weil Schreibabys durch die größere Bekanntheit dieses Problems

früh beginnen

heute immer früher erkannt werden. Falls nötig kann oft schon in den ersten Lebenswochen mit dem Pucken angefangen werden. Ungefähr acht Wochen später beginnt dann normalerweise die Abgewöhnungsphase, und wenn der Puckprozess beendet wurde, ist das Kind längst noch keine sechs Monate alt.

Verhindern Sie, dass sich Ihr gepucktes Kind auf den Bauch drehen kann.
Wenn Sie streng nach den hier beschriebenen Regeln pucken und das Bett richtig machen (siehe Seite 115 ff. und 126 f.), ist es für Ihr Kind bedeutend schwieriger, sich auf den Bauch zu drehen. Achten Sie auch auf die folgenden Punkte, die an anderer Stelle ausführlicher behandelt werden:

- Befinden sich die Füße nicht außerhalb der Tücher?
- Wird ein Beintuch benutzt?
- Können die Arme nicht herausgewunden werden?
- Ist die Decke groß genug?
- Wurde die Decke genug hochgezogen und weit genug unter die Matratze gesteckt?
- Passt die Matratze so zum Bett, dass die eingesteckte Decke richtig zwischen Matratze und Bett festsitzt?

häufiger kontrollieren

Ein Kind kann sich erheblich leichter auf den Bauch drehen, wenn einer dieser Punkte nicht beachtet wird. Hat es an dem einen oder anderen gehapert und haben Sie nachgebessert, so kontrollieren Sie Ihr Kind nun etwas häufiger, um sicherzugehen, dass es jetzt auf dem Rücken liegen bleibt.

Hören Sie mit dem Pucken auf, wenn Ihr Kind trotzdem weiterhin versucht, sich auf den Bauch zu drehen.

Begrenzung und Wärme

Man könnte meinen, der Zweck des Puckens sei es, dem Kind die Bedingungen zu schaffen, die es in der Gebärmutter hatte – eine angenehme Umhüllung, feste Begrenzung und behagliche Wärme. Besser ist es natürlich, wenn Sie auf andere Weise von Anfang an für Umhüllung, Begrenzung und Wärme sorgen, so dass das Pucken vielleicht gar nicht notwendig wird (vgl. hierzu Seite 26 ff.).

Welche Kinder profitieren von den hier besprochenen Methoden?

Bei den Kindern, die einen festen Rhythmus und Eindeutigkeit mit oder ohne Pucken brauchen, habe ich neben vielen Ähnlichkeiten auch deutliche Unterschiede festgestellt. Ich möchte sie in drei Gruppen einteilen: das «Cees»-, «Tim»- und «Else»-Kind. Was ich nun beschreiben werde, sind keine Charakteristika der Kinder selber, sondern Verhaltensweisen und Merkmale in ihrer Erscheinung, die im Laufe der Zeit durch sich verschlechternde Umstände entstanden sind. Verbessern sich die Umstände wieder, sind diese Kinder nicht mehr als solche zu typisieren.

drei Gruppen von Kindern

- Das *«Cees»-Kind* macht nur kurze Schläfchen, trinkt sehr unregelmäßig, gedeiht nicht gut und wächst manchmal weit weniger als ein durchschnittliches Kind.
- Für das *«Tim»-Kind* ist es charakteristisch, dass es sich andauernd Enttäuschungen veschafft. Sein Wille ist Gesetz geworden und die Eltern haben sich dem zu unterwerfen.
- Das *«Else»-Kind* ist ein «Wonneproppen», der alle Wachstumstabellen des Kinderarztes sprengt und zufrieden aussieht. Es ist in diesem Fall auch nicht das Kind, das ein Problem hat, sondern die stillende Mutter, die keine Ruhe mehr bekommt. Bei dieser Gruppe von Kindern ist es der Mutter zuliebe sinnvoll, helfende Maßnahmen zu ergreifen.

Cees

Cees ist acht Wochen alt, als ich ihn kennen lerne. Sein durchscheinendes, blasses Gesicht strahlt großen Ernst aus. Die gerunzelte Stirn gibt ihm den Ausdruck eines alten Mannes. Ein Lächeln ist ihm nicht zu entlocken, und Hände und Füße sind meistens kalt. Er liegt nie zufrieden auf dem Arm. Seine Ärmchen sind unablässig in Bewegung, ohne dass ihm dies Freude zu machen scheint. Er sieht hager aus und fühlt sich muskulös an. Die Muskeln erinnern fast an äußerst straff gespannte Gummis, was nicht verwunderlich ist: Cees hat in seinem fortwährenden Versuch, sich vom Schoß wegzustemmen und aufzurichten, mächtig geübt. Die Arme und Beine sind deshalb auch unnatürlich kräftig. Seine Augen sind hellwach, er ist

Ernst und Unzufriedenheit

sehr aufgeweckt und fordert unersättlich immer neue Unterhaltung. Bekommt er diese, weint er nicht viel – bis sich die Übermüdung bemerkbar macht. Er trinkt häufig, doch immer zu wenig, leidet unter Bauchkrämpfen und spuckt immer wieder ein bisschen. Tagsüber schläft er kaum, nachts dafür umso mehr, manchmal sieben Stunden am Stück.

Tim

Tim ist sechs Monate alt, als ich ihn zum ersten Mal sehe: ein gesunder Junge, der leicht auf die Welt gekommen ist. Er gehört zu jenen Kindern, die nicht in einen kleinen Babykörper zu passen scheinen.

seinem Alter voraus

In der Bewegungsentwicklung ist er seinem Alter voraus. Schon seit seinem fünften Monat krabbelt er wie ein Weltmeister, und er bekommt bereits Zähne, manchmal mehrere auf einmal. Er ist ein kräftiger, kompakt gebauter Bursche, ein Muskelprotz und bärenstark. Er

selbst verschaffte Frustrationen

verschafft sich andauernd selber Frustrationen, weil er anscheinend Dinge tun möchte, die er noch nicht kann. Dann beginnt er ohrenbetäubend zu kreischen, wobei er sich in beeindruckender Weise aufbläst. Er wird sofort still, wenn er das bekommt, was er haben wollte. «Sein Wille ist Gesetz geworden», bekennt der verzweifelte Vater. «Es scheint, als sei er nie müde. Tagsüber schläft er auch kaum und nachts wird er immer häufiger wach.»

Else

Als wir uns kennen lernen, ist Else vier Monate alt. Die Mutter erzählt:

Erschöpfung der Eltern

«Mein Mann und ich sind völlig erschöpft. Bis sie zehn Wochen alt war, bekam Else sechs Mahlzeiten pro Tag und schlief nachts durch. Seit zwei Monaten möchte sie Tag und Nacht alle zwei Stunden gestillt werden. Tagsüber trinkt sie kurz, lässt dann die Brustwarze los und schaut lachend umher. Sie ist dann nicht mehr willens weiterzutrinken. Im Laufstall kann sie sich nur kurz beschäftigen, und wenn ich sie dann hochnehme und mit ihr spiele, lacht sie wieder. Wenn ich sie schließlich müde ins Bett lege, schreit sie aus Leibeskräften. Oft muss ich sie herumtragen, bis sie schläft. Manchmal lasse ich sie im Bett weinen. Dann schläft sie zwar nach zehn Minuten auch ein, wird aber innerhalb einer halben Stunde wieder wach. Sie bekommt jetzt zehn Mahlzeiten, davon vier in der Nacht.»

Else ist ein zufriedenes, pausbackiges Mädchen, das kein bisschen müde aussieht. Sie bekommt mehr als genug Milch durch das häufige Stillen. Ihr Gewicht liegt weit über dem Durchschnitt. Ihre Mutter sieht blass aus, mit dunklen Ringen unter den Augen. Sie erzählt mir ziemlich verzweifelt, dass ihre Reserven verbraucht sind. Aus dem, was sie mir berichtet und was ich während ihres Besuches sehe, wird deutlich, dass sie Schwierigkeiten damit hat, Grenzen zu setzen. Else gedeiht bestens bei der grenzenlosen liebevollen Aufmerksamkeit ihrer Mutter, während sich diese selber kaum noch auf den Beinen halten kann.

ein richtiger «Wonneproppen»

grenzenlose Zuwendung

Das «Else»-Kind kann auch ein Flaschenkind sein, doch meistens handelt es sich bei dieser Gruppe um gestillte Kinder. Das häufige Stillen und die vielfach unterbrochene Nachtruhe kosten die Mutter auf die Dauer zu viel Kraft. Durch das Einführen eines festen Rhythmus, mit oder ohne Pucken, können diese Kinder meist leicht unter Beibehaltung des Stillens von zehn auf sechs Mahlzeiten umgewöhnt werden.

meist gestillte Kinder

Erkennen Sie in groben Zügen Ihr Kind in einem der drei genannten Typen wieder und möchten Sie etwas ändern? In den nächsten Kapiteln wird sich herausstellen, welche der hier vorgestellten Methoden sich für Sie am besten eignet.

Analyse des Tagesablaufs

Um herauszufinden, wo bei Ihnen die Probleme liegen, ist es notwendig, einen genauen Blick auf Ihren gewohnten Tagesablauf zu werfen. Oftmals besteht schon seit geraumer Zeit ein Teufelskreis, was verständlicherweise häufig mit heftigen Emotionen und Gefühlen der Ohnmacht einhergeht. Die folgenden Fragen können Ihnen dabei helfen, diese Emotionen zu überwinden und etwas Distanz entstehen zu lassen, wodurch Ihr Blick auf die Situation klarer und objektiver wird.

Gefühle der Ohnmacht

Grobgliederung einer Woche

- An welchen Tagen ist Ihr Kind zu Hause und wer betreut es?
- An welchen Tagen ist Ihr Kind nicht zu Hause und für wie lange?
- Wie oft pro Woche gehen Sie mit dem Kind aus dem Haus und wohin?
- Wie viel Besuch bekommen Sie in der Woche?

Grobgliederung eines Tages zu Hause

- Gleicht jeder Tag in etwa dem anderen oder ist jeder Tag anders?

Feingliederung von einer Mahlzeit bis zur nächsten, einschließlich eines Schläfchens

- Beobachten Sie, wie die Mahlzeiten, das Spielen und das Schlafen verlaufen: Wie verhält sich das Kind und wie reagieren Sie darauf?

Das Schlafen

- Woran erkennen Sie, dass Ihr Kind müde ist?
- Wann legen Sie Ihr Kind zum Schlafen hin?
- Wo legen Sie es zum Schlafen hin?
- Legen Sie Ihr Kind wach oder schlafend ins Bett?
- Darf Ihr Kind vor dem Einschlafen zehn Minuten weinen oder noch nicht mal zwei Sekunden?
- Wie ist Ihr Kind im Bett angezogen?
- Wie ist die Zimmertemperatur?
- Wie ist die Belüftung?
- Steht das Fenster nachts einen Spaltbreit auf?
- Womit decken Sie Ihr Kind zu?
- Liegt die Decke lose auf dem Bett oder ist sie unter die Matratze gesteckt?
- Ist Ihr Kind bis zur Brust, bis zur Schulter oder bis zum Hals zugedeckt?
- Wie verläuft das Einschlafen?
- Wie verläuft der Schlaf?
- Bleibt Ihr Kind unter der Decke liegen oder strampelt es sich frei?

- Finden Sie es am Kopfende des Bettes oder quer liegend auf?
- Wie lange schläft Ihr Kind?
- Wie wacht Ihr Kind auf: ausgeschlafen, fröhlich, weinend oder quengelig?
- Sind die Arme und Hände beim Aufwachen warm oder kalt, rosig oder blau?
- Was machen Sie, nachdem es aufgewacht ist?

Die Mahlzeit

- Wann wird getrunken bzw. gestillt:
  - kurz vor oder kurz nach dem Schlafen?
  - zu willkürlichen Zeiten?
  - wenn Ihr Kind es «will»?
- Wie wird getrunken: kräftig, gierig, langsam, mit vielen Pausen, unkonzentriert?
- Trinkt Ihr Kind eine vollständige Mahlzeit oder in Etappen kleine Mengen?
- Wie lange dauert das Füttern?
- Schläft Ihr Kind manchmal während der Mahlzeit ein?
- Wie ist das Verhalten Ihres Kindes während und nach der Mahlzeit: Ist es zufrieden, weint, quengelt oder spuckt es, ist es böse oder nörgelig?

Beim Stillen

- Haben Sie den Eindruck, dass Ihr Kind genug bekommt?
- Geben Sie ihm jeweils eine oder zwei Brüste, mit oder ohne Pause?
- Wie oft am Tag?
- Wie oft pro Nacht?
- Zum Trost?
- Zum Einschlafen?

Bei Flaschennahrung

- Welche Nahrung bekommt Ihr Kind?
- Bekommt Ihr Kind die vorgeschriebene Menge?
- Wie viele Flaschen pro Tag?

Das Spielen

- Wann spielen Sie mit dem Kind oder beschäftigen sich mit ihm?
- Kann Ihr Kind zufrieden alleine spielen (mit anderen Worten: Ist Ihr Kind selbstständig)? Wie lange? Wo? Womit?
- Wird Ihr Kind gerne unterhalten? Wie lange? Von wem? Wo? Womit?
- Gibt es Spielzeug außerhalb seiner Reichweite, das Sie in Bewegung setzen? Wie oft, wann und wo?
- Spielt Ihr Kind ruhig oder wird es immer lebhafter, je länger es spielt?

Das Weinen

- Wann weint Ihr Kind?
- Wie klingt das Weinen?
- Wie verhält es sich während des Weinens?
- Wie viele Stunden weint es pro Tag, pro Nacht?
- Was tun Sie und wie reagiert Ihr Kind darauf?

Das Wachstum

- Wächst Ihr Kind durchschnittlich, unter- oder überdurchschnittlich? (Bis zum Alter von drei Monaten beträgt das Wachstum im Allgemeinen 100 bis 300 Gramm pro Woche.)

klarer Blick auf die eigene Situation

Nach der Beantwortung dieser Fragen haben Sie möglicherweise einen etwas klareren Blick auf Ihre jetzige Situation. Erkennen Sie Ihr Kind in der Beschreibung des «Else»-, «Cees»- oder des «Tim»-Typs ungefähr wieder (siehe Seite 87 ff.)? Haben Sie sich einen Eindruck davon verschafft, wie müde oder wie selbstständig Ihr Kind ist, wie vorhersehbar der Rhythmus in seinem Leben und wie eindeutig Ihr Verhalten? Inwieweit weichen Ihre Antworten von der in diesem Buch beschriebenen «festen Abfolge der Ereignisse» und der Eindeutigkeit ab (vgl. Seite 83)? Beziehen Sie bei einer Beurteilung Ihrer jetzigen Lage auch die Überlegungen aus den ersten vier Kapiteln dieses Buches mit ein (Seite 19 ff.).

Wann welche Methode?

Bevor Sie mit einer der beiden Methoden anfangen, sollten Sie wissen, ob Ihr Kind genug Nahrung bekommt. Ist vielleicht Hunger die Ursache von der Unruhe und dem unregelmäßigen Schlafen und Trinken?

Hunger als Ursache?

Hunger

Selbstverständlich darf ein Kind unter sechs Wochen, das vor Hunger weint, nicht weinend schlafen gelegt werden. Ein so junges Kind kann trotz des Hungers leicht einschlafen, weil es zu wenig Kraft zum Protestieren hat. Wenn dies wiederholt geschieht, besteht die Gefahr des Austrocknens. Wenn Sie vermuten, dass Ihr Kind aus Hunger unruhig ist und deshalb viel weint und unregelmäßig trinkt und schläft, dann versuchen Sie herauszubekommen, ob dies tatsächlich so ist. Bei gestillten Kindern ist das natürlich schwieriger als bei Kindern, die Flaschennahrung bekommen. Sie können Ihr Kind angezogen vor und nach einer Mahlzeit auf einer Babywaage wiegen und so in etwa abschätzen, wie viel es trinkt. (Babywaagen können Sie in der Apotheke ausleihen.) Der Unterschied im Gewicht entspricht der Milchmenge, die getrunken wurde. Wechseln Sie zwischendurch nicht die Windel. Schreiben Sie das Gewicht vor und nach dem Trinken auf, um einen Irrtum auszuschließen.

unter sechs Wochen alt

kontrollieren, wie viel das Kind trinkt

Als Richtlinie für die benötigte Nahrungsmenge können Sie die folgende Formel verwenden: Die Menge Nahrung, die Ihr Kind pro Tag ungefähr braucht, beträgt 15% seines Gewichts. Bei einem Gewicht von 4000 Gramm sind das also 600 ml. Füttern Sie sechsmal am Tag, dann braucht Ihr Kind im Schnitt 600 ml : 6 = 100 ml pro Mahlzeit. Ein gestilltes Kind trinkt mal mehr, mal weniger. Nimmt es weniger zu sich, sollte bei der nächsten Mahlzeit die durchschnittliche Menge oder mehr getrunken werden. Weniger zu trinken ist also in Ordnung, doch sollte Ihr Kind dann auch zufrieden sein, wenn es die Brustwarze loslässt. Macht es einen unzufriedenen Eindruck, können Sie annehmen, dass Ihre Milchmenge im Moment nicht ausreicht. Lesen Sie dann noch mal die Kapitel «Unruhe beim Stillen» und «Zu wenig

benötigte Nahrungsmenge

Zufriedenheit des Kindes beachten

sich rechtzeitig beraten lassen

Milch» (Seite 67), um die eventuelle Ursache herauszufinden. Lassen Sie sich, wenn Sie unsicher sind, rechtzeitig von der Hebamme oder der Leiterin einer Stillgruppe beraten. Mit etwas Unterstützung kann die Milchproduktion oft innerhalb einiger Tage wieder zunehmen, und die Unruhe des Kindes ist damit möglicherweise schon behoben.

Wann sind die Methoden sinnvoll?

Rhythmus und Eindeutigkeit sind immer sinnvoll

Einen vorhersehbaren, festen Rhythmus und Eindeutigkeit im Umgang mit dem Kind einzuführen ist immer sinnvoll. Das Pucken sollte jedoch in manchen Fällen nicht angewandt werden (siehe Seite 97) und besondere Umstände können es erforderlich machen, das Für und Wider genauestens abzuwägen (siehe Seite 98 f.).

In folgenden Situationen können beide Methoden hilfreich sein:

- *Unregelmäßiges Schlafen und Trinken*

kurze Schläfchen

Manche Kinder kommen gut mit ungeregelten Abläufen zurecht, andere nicht. Letztere sind die Kinder mit den wohlbekannten halbstündigen oder sogar noch kürzeren Nickerchen. Einmal aufgewacht, erwecken sie durch ihr Weinen und Quengeln den Eindruck, sofort wieder Zuwendung zu brauchen. Es gelingt ihnen nicht, wieder ein-

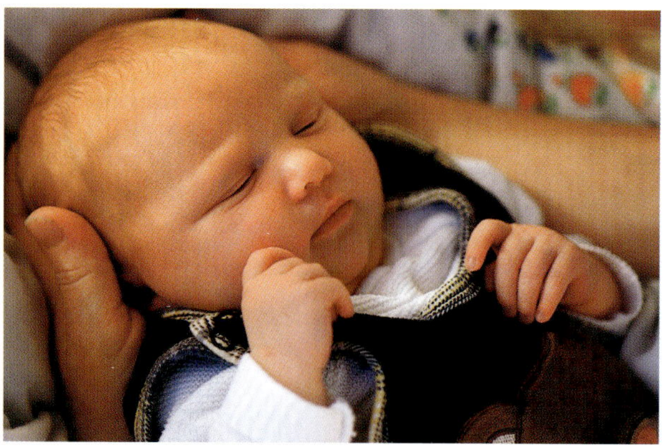

Ein unrhythmischer Tagesablauf führt bei vielen Kindern zu einem Schlafdefizit. Beim Trinken sind sie dann so erschöpft, dass sie einschlafen, bevor sie richtig satt sind.

zuschlafen und so ihr Schlafpensum zu erreichen. Weil diese Kinder so unregelmäßig schlafen, richtet sich auch ihr Trinkverhalten nach keinem festen Rhythmus. Für gewöhnlich trinken sie kleine Mengen und schlafen an Brust oder Flasche ein, bevor sie gesättigt sind. Dann wachen sie zu früh auf, weil sie schon wieder Hunger haben. Durch die Müdigkeit sind sie reizbar und trinken unkonzentriert. Deshalb müssen sie viel öfter gefüttert werden, damit ihr Bedarf gedeckt wird. Damit hat sich der Teufelskreis geschlossen.

kleine Mengen Nahrung

■ *Das Kind kann nicht aus eigener Kraft einschlafen und/oder es hält sich durch seine um sich schlagenden Ärmchen wach bzw. wacht wieder auf*

Die Angewohnheit, ein Kind schlafend ins Bett zu legen, ist oft der Grund dafür, dass es nicht aus eigener Kraft einschlafen kann (siehe das Kapitel «Das Neugeborene in den ersten sechs Wochen», Seite 26 ff. bzw. 31 ff.). Wird es wach ins Bett gebracht, weint es und schlägt zunehmend mit den Armen um sich. Ist das Kind einmal sechs bis zehn Wochen alt und wird noch immer schlafend ins Bett gelegt, wird es innerhalb einer halben Stunde unruhig, schlägt mit den Ärmchen und weckt sich dadurch selber auf – als würde ihm auf einmal bewusst, dass es nicht mehr im Arm der Eltern liegt. Dies läuft darauf hinaus, dass das Kind zwei Tage lang kaum schläft und jeden dritten Tag rund um die Uhr Schlaf nachholt, um zu «überleben». Schließlich wird dieses Kind mit drei Monaten tagsüber gar nicht mehr schlafen, dafür aber, wieder um zu «überleben», die ganze Nacht. Das kann den Eltern ideal erscheinen – man braucht keine Rücksicht zu nehmen auf die Schläfchen des Kindes und kann den Tag freier einteilen. Für das Kind jedoch ist es ein ungeheurer Kraftakt. Die scheinbare Lernbegierde und Aufgewecktheit tagsüber sind nichts anderes als Äußerungen der Übermüdung (siehe Seite 56 bzw. 60).

nicht alleine einschlafen können

tagsüber gar nicht mehr schlafen

Ein solches Kind bekommt also zu wenig Schlaf, und daher

- kann es nicht zufrieden alleine sein oder spielen,
- möchte es häufig herumgetragen werden oder in der Nähe der Eltern sein,
- quengelt und weint es viel,
- ist es unruhig, reizbar und überaktiv.

■ *Weinen als Folge von Bauchkrämpfen*

Bauchkrämpfe kommen häufig bei Säuglingen in den ersten drei Monaten vor. Das ist normal, da die Därme des Kindes noch nicht voll entwickelt sind. Manchmal sind die Koliken eine Reaktion auf schwer verdauliche Kost, die die stillende Mutter zu sich nimmt, zum Beispiel: Schokolade, Vollkorngetreide zu den warmen Mahlzeiten (Roggen, Gerste und Weizen), ein Müsli-Frühstück, Roggenbrot, Mehrkornbrot, Hülsenfrüchte, Zwiebeln oder Lauch. Sie können aber auch die Folge einer Kuhmilcheiweißallergie sein. Diese kommt bei 2 bis 5% der Schreibabys vor. Um solche Ursachen auszuschließen, ist es ratsam, den Kinderarzt aufzusuchen. Oftmals sind jedoch die Verdauungsstörungen nicht als eindeutige Ursache für die Überreizung des Darms auszumachen. Es können auch mehrere Faktoren zusammenwirken, darunter Übermüdung und die Anstrengung, (zu) viele Sinneseindrücke zu verarbeiten. Die Erfahrung hat gezeigt, dass die hier beschriebenen Methoden diese unklaren Koliken beträchtlich reduzieren können.

Reaktion auf schwer verdauliche Kost der Mutter

Kuhmilchallergie

Übermüdung und zu viele Reize

Das Pucken an sich kann hilfreich sein bei:

■ *unruhigem Trinkverhalten von Neugeborenen*

Hier geht es um diejenigen Kinder, die sich – aus welchen Gründen auch immer – die Trinktechnik nicht richtig aneignen können. Das kann an der Brust, an der Flasche oder am Kind selbst liegen.

Probleme mit der Trinktechnik

Manchmal ist auch ein temperamentvolles Baby betroffen, das beim Stillen nicht genug Geduld hat, um das Einschießen der Milch abzuwarten. Dann wirft es den Kopf heftig hin und her.

Wenn Ihr Kind durch das Pucken ein kompaktes Bündel geworden ist – auch der Kopf darf in diesem Fall mit eingewickelt sein –, wird es ruhiger liegen und kann sich nicht mehr wegstemmen. Die Brustwarze oder der Sauger wird besser im Mund bleiben, wodurch es effektiver trinkt. Durch die größere Ruhe und das effektivere Umschließen der Brustwarze wird die Milch beim Stillen schneller einschießen, so dass die Geduld Ihres Kindes weniger auf die Probe gestellt wird. Das weitere Trinken verläuft dann meist gut. Ein Kind, das ruhig trinkt, schluckt weniger Luft, dadurch wird es weniger Probleme mit dem Aufstoßen haben, seltener Koliken bekommen oder spucken.

effektiveres Trinken durch Ruhe

Meist muss das Kind nur einige Tage während der Mahlzeit gepuckt sein. Nach dem Füttern können die Tücher wieder entfernt werden. Diese Kinder werden auch ohne Tücher schlafen gelegt. Sobald das Trinken gut klappt, sollten die Tücher ganz weggelassen werden.

nur beim Füttern gepuckt

Wann man nicht pucken darf

■ *Bei Hüftdysplasie*

Wenn Ihr Kind eine Hüftdysplasie hat oder hatte, darf es nicht gepuckt werden. Ebenfalls darf nicht gepuckt werden, wenn von ärztlicher Seite der Verdacht auf eine Hüftdysplasie besteht. Warten Sie dann weitere Untersuchungen ab. Auch nachdem Ihr Kind erfolgreich behandelt wurde, ist es besser, nicht zu pucken. Sollte bei einem Kind mit einer Hüftdysplasie ein zu großer Bewegungsdrang der Arme bestehen mit daraus resultierendem Schlafdefizit, kann mit Hilfe eines Tuches, das nur um den Oberkörper und die Arme gewickelt wird, die Bewegungsfreiheit eingeschränkt werden. Befestigen Sie das Tuch mit mindestens zwei Sicherheitsnadeln und sorgen Sie dafür, dass es nicht über das Gesicht hochrutschen kann.

nur Oberkörper straff einwickeln

■ *Bei Fieber oder zu erwartendem Fieber*

Kinder mit Fieber müssen ihre Wärme gut abgeben können.

■ *In den ersten 24 Stunden nach einer Impfung*

Der Grund dafür ist, dass nach der Impfung eventuell Fieber auftreten kann.

■ *Bei ernsten Atemwegsinfektionen*

Das Kind muss gut husten können und braucht bei einem schweren Husten auch Bewegungsfreiheit an den Armen. Kommt noch Fieber hinzu oder sieht es danach aus, darf auf gar keinen Fall gepuckt werden. Eine normale Erkältung ist dagegen kein Grund, nicht zu pucken.

das Kind muss husten können

Besondere Umstände

Sind besondere Bedingungen gegeben (wenn das Kind beispielsweise spuckt oder ein Ekzem hat), kann man manchmal trotzdem pucken, aber nicht immer. In folgenden Fällen sollte man den Kinderarzt befragen:

- *Bei Kindern mit neurologischen Störungen*

viele unterschiedliche Störungen

Hierzu lässt sich nichts Allgemeines sagen, da es viele unterschiedliche neurologische Störungen gibt. Meistens sind diese Kinder bei einem Kinderarzt oder Physiotherapeuten in Behandlung. Sprechen Sie mit diesem, wenn Sie meinen, Pucken könnte hilfreich sein.

- *Bei Frühgeborenen und Säuglingen mit einem niedrigen Geburtsgewicht*

locker in ein dicht gewebtes Tuch wickeln

Diese Kinder sind oft schreckhaft und weinen mehr als voll ausgetragene Kinder. Sie schlafen beträchtlich ruhiger und sind weniger schreckhaft, wenn sie beim Schlafen locker in ein dicht gewebtes Tuch gewickelt werden. Arme und Beine bleiben dabei in der natürlichen gebeugten Fötushaltung. Deshalb spreche ich hier nicht von Pucken, sondern von Wickeln. In der Klinik können diese Kinder unter der Aufsicht von Pflegepersonal in der Seitenlage liegen. Zu Hause können sie auch gewickelt schlafen gelegt werden, doch dann immer in Rückenlage. Achten Sie darauf, dass sich das Tuch nicht über das Gesicht hochschieben kann. Befestigen Sie das Tuch dazu an mehreren Stellen mit Sicherheitsnadeln. Bleibt die Unruhe fortbestehen, kann die festere Begrenzung durch Pucktücher notwendig sein.

- *Bei einer Vorzugshaltung des Säuglings*

asymmetrische Haltung des ganzen Körpers

Diese ist gekennzeichnet durch eine Krümmung bzw. asymmetrische Haltung des ganzen Körpers, also nicht nur des Kopfes. Sie wird auch Komma-Haltung genannt. Die betroffenen Kinder schauen bevorzugt in eine bestimmte Richtung. In der wachen Zeit müssen sie dazu angeregt werden, eine symmetrische Haltung einzunehmen und in ein symmetrisches Bewegungsmuster hineinzukommen. Oft sind sie deshalb bei einem Physiotherapeuten in Behandlung. Besprechen Sie mit diesem, ob Pucken erlaubt ist.

Bei Kindern mit einer Vorzugshaltung kommt eine Hüftdysplasie häufiger vor. Besteht darüber noch Unsicherheit, darf auf keinen Fall gepuckt werden.

Möchte das Kind immer auf derselben Seite liegen, weil sein Kopf einseitig abgeflacht ist, sollte man das nicht mit einer Vorzugshaltung verwechseln. Der auf einer Seite abgeflachte Kopf kann die Folge einer überwiegenden Rückenlage mit immer gleicher Lage des Kopfes sein und stellt dann kein Argument gegen das Pucken dar.

einseitig abgeflachter Kopf

■ *Bei Kindern mit Ekzemen*

Unruhe und Schlafmangel können auch durch Juckreiz verursacht sein. Wenn ein Kind gepuckt wird, kann es sich nicht mehr kratzen. Es bekommt wieder genug Schlaf und die von dem Ekzem betroffenen Hautpartien beruhigen sich. Die Erfahrung hat gezeigt, dass im Allgemeinen bei einem trockenen Ekzem gepuckt werden kann, nicht aber bei einem nässenden. Besprechen Sie mit dem behandelnden Arzt, ob sich das Pucken auf den Ekzemtyp Ihres Kindes nachteilig auswirken könnte.

trockenes oder nässendes Ekzem

■ *Bei Kindern, die häufig spucken*

Kinder spucken ganz unterschiedlich: viel auf einmal, immer kleine Mengen, in hohem Bogen, über den ganzen Tag verteilt, nur während der Mahlzeit oder kurz danach. Manchmal kommt auch nur ein bisschen Nahrung hoch und wird ohne Spucken wieder heruntergeschluckt. Das Spucken ist oft harmlos, es gehört einfach dazu und man kann wenig dagegen tun.

meist harmlos

Wenn das Spucken eine Folge von Unruhe ist, steht dem Pucken nichts im Wege, die Häufigkeit kann dadurch sogar abnehmen. Achten Sie aber darauf, dass ein spuckendes Kind den Kopf immer gut zur Seite drehen kann, und ziehen Sie auf jeden Fall den Kinderarzt zu Rate, bevor Sie mit dem Pucken beginnen.

Bewegungsfreiheit für den Kopf

Fester Rhythmus und Eindeutigkeit ohne Pucken

Gibt es Gründe, die gegen das Pucken sprechen, kann man oft auch nur mit einem festen Rhythmus und Eindeutigkeit viel erreichen. Welche Methode bevorzugt wird, hängt außerdem vom Alter des Kindes ab, von der Art des Problems und wie lange es schon andauert und schließlich von der Kraft, die Sie noch aufbringen können.

jünger als zehn bis zwölf Wochen

Wenn Ihr Kind jünger als zehn bis zwölf Wochen ist, sind die Erfolgschancen recht gut. Weshalb?

Im Vergleich zu einem älteren Kind

- hat es weniger Kraft für einen lang anhaltenden Protest,
- haben sich negative Angewohnheiten nur kurze Zeit einprägen können,
- hat es weniger Kraft, die stramm unter die Matratze gesteckten Decken loszustrampeln.

Fester Rhythmus und Eindeutigkeit mit Pucken

Das Pucken hat zusätzlich noch folgende positive Auswirkungen:

- Durch die Pucktücher kann das Kind überhaupt nicht mit Armen und Beinen um sich schlagen.
- Die Pucktücher bilden neben der Bettdecke eine zusätzliche feste Begrenzung, vor allem auch für kräftigere Kinder.
- Mit der stärkeren Erfahrung der Begrenzung geht eventuell ein größeres Gefühl der Geborgenheit einher.
- Richtig gepuckte Kinder sind gleichmäßig warm.

das stramm gemachte Bett

Das stramm gemachte Bett (siehe Seite 127) hat also eine vergleichbare Funktion wie das Pucken, jedoch nur für Kinder, die sich noch nicht losstrampeln können.

Da jedes Kind anders ist und auch die jeweilige Situation berücksichtigt werden muss, kann hier nicht für jeden Einzelfall angegeben werden, welche Methode die richtige ist. Wenn Ihnen das bisher Gesagte noch nicht zu einer Entscheidung ausreicht, können Sie in dem Kapitel «Fragen» noch weitere Hinweise finden (siehe Seite 160 ff.).

Wann braucht man professionelle Betreuung?

Ob und wie viel professionelle Betreuung Sie brauchen, hängt bei beiden Methoden davon ab, wie lange Ihr Kind bereits unruhig ist und übermäßig weint und welche Ausmaße dieses Problem angenommen hat. Es ist nicht einfach, eingeprägte Verhaltensmuster ohne Unterstützung von einem Außenstehenden zu ändern. Wenn Sie daran gewöhnt sind, Ihr Kind immer hochzunehmen, sobald es weint oder auch nur Anstalten dazu macht, ist es schwierig, zu seinem Entschluss zu stehen und das Kind eben nicht sofort auf den Arm zu nehmen. Manche Frauen laden deshalb am ersten Tag eine Freundin zur Unterstützung ein.

Unterstützung von Außenstehenden

Ein Gespräch mit einem Außenstehenden, das auf Fragen eingeht, wie sie im Kapitel «Analyse des Tagesablaufs» genannt werden (siehe Seite 89 ff.), wirkt manchmal wie ein Spiegel. Wenn man einmal versteht, wie ein bestimmtes Verhaltensmuster entstanden ist, kann man es leichter ändern. Bei beiden Methoden sind solche Einsichten in das eigene Tun die Voraussetzung dafür, motiviert zu beginnen, und dann ist die Chance auf Erfolg am größten.

Verhaltensmuster leichter ändern

Wenn Sie Ihr Kind pucken möchten, sprechen Sie darüber auf jeden Fall mit einem Kinderarzt. Dieser kann mit Ihnen gemeinsam überlegen, ob Gründe gegen das Pucken sprechen und ob es für Sie und Ihr Kind der richtige Weg ist.

fragen Sie Ihren Kinderarzt

Gemeinsam ist man stärker

«Meine Tochter war neun Wochen alt, als ich zum ersten Mal puckte. Sie tobte wie wild. Es brach mir schier das Herz. Sie schrie so laut, dass ich mich vor den Nachbarn, die im Garten saßen, schämte und sie deshalb aus dem Bett nahm. Am nächsten Tag kam meine Mutter, und gemeinsam ist man dann doch stärker. Da habe ich es nochmals mit dem Pucken probiert. Giulia heulte zehn Minuten lauthals, hörte dann für ein paar Minuten auf, weinte noch mal etwa zehn Minuten und schlief dann für vier Stunden ein. Wir konnten es kaum glauben.»

Wann soll man am besten anfangen?

Es ist wichtig, dass Mutter bzw. Vater und Kind einige Tage (wenn möglich eine Woche) am Stück zu Hause sind, wenn mit dem Pucken begonnen wird oder ein fester Rhythmus und eindeutiges Handeln eingeführt werden sollen. Die vertraute Umgebung bietet die nötige Ruhe und Sicherheit, um sich daran zu gewöhnen. Wenn das Kind am ersten Tag zu Hause ist und am nächsten in die Krippe geht, ist die Chance auf Erfolg viel kleiner. Dann ist es besser, direkt vor einem ruhigen Wochenende anzufangen. Stören Sie während der ersten Tage den neuen Rhythmus nicht unnötig durch Einkaufen, Spazierengehen oder Besuche.

vertraute Umgebung und Ruhe

Durch die großen Veränderungen bei Ihrem Kind als Folge des Puckens und des neuen Rhythmus werden Sie seine wirklichen Bedürfnisse leichter erkennen. Die Tage werden schon bald ganz anders aussehen. Nach ein bis zwei Wochen wird ein einigermaßen stabiler Schlaf-Wach-Rhythmus entstanden sein. In diesen wird sich dann das gewohnte Leben einschließlich einer effizienten Haushaltsführung und sozialer Kontakte wieder gut integrieren lassen. Während der Spaziergänge, die Sie wieder aufnehmen, kann Ihr Kind straff gewickelt im Kinderwagen schlafen. Zu Hause kann es bis zur nächsten Mahlzeit im Kinderwagen weiterschlafen. Schlagen Sie wenn nötig die Decke zurück, damit es ihm nicht zu warm wird.

die wirklichen Bedürfnisse erkennen

das gewohnte Leben wieder aufnehmen

Das Pucken und der neue Rhythmus können nun auch gut auf andere Betreuer übertragen werden, wenn Sie dies möchten.

> «Lara weinte seit ihrer Geburt viel. Im Alter von zwei Wochen schlief sie insgesamt noch nicht mal sechs Stunden pro Tag, und sie schlief auch nicht alleine ein – wir konnten jedoch noch gut damit umgehen. Wir haben uns kleine Tricks ausgedacht. Doch das Heulen wurde bald unerträglich. Irgendwann war es so weit, dass man sie mit nichts mehr beruhigen konnte.
> Nachts schlief sie nicht mehr und weinte, selbst wenn wir sie herumtrugen. Das Einschlafen war ein Kampf geworden. Sie weinte den ganzen Tag, alles drehte sich vierundzwanzig Stunden lang nur um das Baby, das machte mich wahnsinnig. Die

rosarote Wolke, von der alle reden, war ziemlich grau geworden. Man wird unsicher, ist gereizt und gerät immer mehr in eine Abwärtsspirale.
Als mir die Hebamme das Pucken zeigt, ist Lara sechs Wochen alt. Ich finde, sie sieht jämmerlich aus, so ganz eingepackt, wie eine Tüte Pommes frites. Das Pucken hilft nicht sofort, aber nach einigen Tagen. Wir haben uns fünf Tage völlig freigehalten: keinen Besuch, nicht ausgehen, kein Telefon, nur kurz spazieren gehen oder auch gar nicht. Bevor wir anfingen, haben wir ausgemacht, wie lange wir Lara weinen lassen. Weil sie nach dem Pucken immer wieder mit Unterbrechungen still ist, brauchen wir sie nie aus dem Bett zu nehmen. Oft stehen wir unten an der Treppe, bereit, sie hochzunehmen. Aber immer, wenn wir gerade nach oben gehen wollen, beruhigt sie sich wieder.
Durch das Pucken haben wir nun ein sehr zufriedenes Mädchen bekommen. Unser Kontakt zu ihr ist intensiver geworden, es ist mehr Vertrauen auf beiden Seiten vorhanden. Wir sind jetzt besser aufeinander eingespielt, sie ist nicht mehr so schreckhaft, und man kann mit ihr spielen, weil sie ausgeruht ist. Sie kann jetzt alleine einschlafen, weil sie sich geborgen fühlt und nicht mehr mit Armen und Beinen um sich schlagen kann. – Die rosarote Wolke ist also doch noch gekommen.
Die vier Rs (siehe Seite 44 ff.) sind wichtig für Lara. Es darf nicht zu viel los sein im Zimmer, auch darf ich selber nicht zu hektisch sein. Für ein Baby kann die Welt so beängstigend, so groß sein. Begrenzung ist so wichtig.»

Voraussetzungen für den Erfolg

Wenn Sie nicht pucken, brauchen Sie die Passagen über das Wickeln nur zu überspringen, und das Gesagte gilt auch für Sie.

Sorgen Sie neben dem Pucken für einen festen Rhythmus und Eindeutigkeit!

Vorhersehbarkeit als «Geheimrezept»

Durch einen festen Rhythmus und Eindeutigkeit entsteht Vorhersehbarkeit. So weiß das Kind, woran es ist, und kann sich sicher fühlen. Dies ist der Schlüssel zum Erfolg, gewissermaßen das «Geheimrezept». Fehlen diese beiden Voraussetzungen, ist die Chance auf Erfolg langfristig gering.

Vor allem die Orte, wo das Kind auf sich selber angewiesen ist und wo es schläft, sollten immer dieselben sein. Wo Sie ihm die Windeln wechseln oder es füttern, ist nebensächlich.

Eindeutigkeit

Eindeutigkeit bedeutet ganz allgemein, dass etwas nur auf eine einzige Art zu deuten ist. Durch die Erfahrung weiß man, was jetzt geschieht und was danach folgt. Man wird nicht von unerwarteten, vielleicht sogar unangenehmen Geschehnissen überrascht. Dadurch kann man sich wohl fühlen und braucht nicht auf der Hut zu sein. Wenn die Situation vor dem Schlafengehen immer dieselbe ist, wird Ihr Kind wissen, dass nach dem ersten Gähnen das Bett folgt, in dem geschlafen wird – denn so läuft es ja immer! Diese Eindeutigkeit im Handeln bewirkt, dass

leichter loslassen können

Ihr Kind leichter den Wachzustand loslassen kann. Es wird in immer kürzerer Zeit aus eigener Kraft einschlafen können. Sein Leben ist vorhersehbar und fühlt sich sicher an. Wenn Sie Ihr Handeln dagegen von Fall zu Fall ändern, gibt es keine Vorhersehbarkeit.

Vor diesem Hintergrund sollen nun drei entscheidende Bereiche im Zusammenhang mit dem Pucken etwas ausführlicher beleuchtet werden (vgl. auch den Kasten auf Seite 83):

1. Schlafen – aufwachen, dann die Pucktücher entfernen – füttern,
2. Schmusen nach Bedarf, auf dem Arm oder auf dem Schoß – alleine sein bzw. im Laufstall spielen,
3. bei Zeichen von Müdigkeit pucken und wach zum Schlafen ins Bett legen.

1 *Schlafen – aufwachen, dann die Pucktücher entfernen – füttern*

nach dem Aufwachen füttern

Für kleine Kinder stellt das Füttern sofort nach dem Aufwachen eine natürliche Abfolge dar, bei der sie gedeihen. Ob dazwischen noch die Windel gewechselt wird, spielt keine Rolle, denn das geht ja schnell. Neben dem natürlichen Bedürfnis gibt es weitere Gründe, unmittelbar nach dem Aufwachen zu füttern:

■ *Von klein nach groß*

Für Ihr Kind ist es natürlich, dass sich seine räumliche Welt mit ihren Eindrücken von klein nach groß entwickelt – und nicht andersherum. Das bedeutet: nach dem Aufwachen im kleinen Bett auf dem Schoß oder Arm gefüttert zu werden. Ein etwas älteres Kind wird zum Essen in der Babywippe oder im Kinderstuhl sitzen können. Danach folgt die größere Welt des Laufstalls, für das Kleinkind der noch größere Raum des Zimmers. So schafft man von klein nach groß einen natürlichen Übergang vom Schlaf- zum Wachzustand.

die Welt langsam größer werden lassen

■ *Spielen kostet Energie, Nahrung gibt Energie*

Ein Kind, das gerade aufgewacht ist, wird im Allgemeinen gut trinken bzw. essen, wenn es noch nicht zu sehr abgelenkt ist. Wenn Ihr Kind zuerst spielen darf, könnte es dann zu müde sein, um gut zu essen. Es hat sich eventuell durch das Spielen zu sehr verausgabt. Viele Kinder schlafen dann während des Trinkens vorzeitig ein. Beim Stillen bemerkt man erst einmal gar nicht, dass das Kind zu wenig getrunken hat. Doch wenn man es anschließend schlafend ins Bett legt, wird es vor Hunger vorzeitig aufwachen. Wenn sich dies öfter wiederholt, wird das Trink- und Schlafmuster schließlich immer chaotischer.

zu müde zum Essen

Ältere Babys (über drei Monate) macht die Nahrung wieder munter, auch wenn sie vor dem Füttern müde vom Spielen sind. Sie überwinden scheinbar ihre Müdigkeit und werden wieder aktiv. Ihre tatsächliche Müdigkeit wird dadurch nicht erkannt.

ältere Babys

Ihr Kind wird durch den hinausgeschobenen Schlaf den richtigen Zeitpunkt zum Einschlafen verpassen und zu müde werden – womöglich so sehr, dass es sogar zu müde ist, aus eigener Kraft einzuschlafen. Denn dazu muss es loslassen und sich entspannen können. Langsam baut sich ein Schlafdefizit auf. Das Kind kann sich daran gewöhnen, doch es tut ihm nicht gut.

der richtige Zeitpunkt zum Einschlafen

2 *Schmusen nach Bedarf, auf dem Arm oder auf dem Schoß*

Die Zeiten des gemeinsamen und des selbstständigen Spielens sollten im richtigen Verhältnis zueinander stehen. Je älter Ihr Kind wird, desto länger können Sie mit ihm schmusen oder spielen, ohne dass die Zeit des selbstständigen Spielens dadurch zu kurz würde. Solange Ihr Kind inklusive Füttern nur eine Stunde am Stück wach sein kann

gemeinsames und selbstständiges Spiel

(in den ersten zwei Monaten), wird sich die gemeinsam verbrachte Zeit auf das Füttern und Versorgen beschränken. Dafür braucht man ungefähr eine Dreiviertelstunde. Für das selbstständige Spiel bleibt also noch etwa eine Viertelstunde übrig.

«implizite Zuwendung»

Wenn Sie Ihr Kind versorgen, ergibt sich das Schmusen und Spielen von alleine. Diese Zuwendung könnte folgendermaßen aussehen: Auf die feste Umarmung beim Hochnehmen folgt wie von selbst eine Begrüßung mit wechselseitigem Lachen und Gurren und mit Blickkontakt während des Windelwechselns sowie die Benennung der Körperteile – «Das sind die Beine und das sind die Zehen». An eine solche *implizite Zuwendung* gewöhnte Kinder sind damit völlig zufrieden und die Eltern ebenso. Sie haben anschließend wieder die Hände frei für den Haushalt oder etwas Zeit für sich selber. Und dem Kind, das noch ausreichend Energie übrig hat, bleibt Zeit für das eigene Spiel oder es freut sich, Ihnen bei Ihren Beschäftigungen zuzuschauen.

zu lange spielen

Wenn man dagegen zu lange mit dem Baby spielt, wird es zu müde. Sie werden es ihm oft nicht anmerken, weil es begeistert bei der Sache ist und ihm der Kontakt mit Ihnen Energie gibt. Wenn Sie

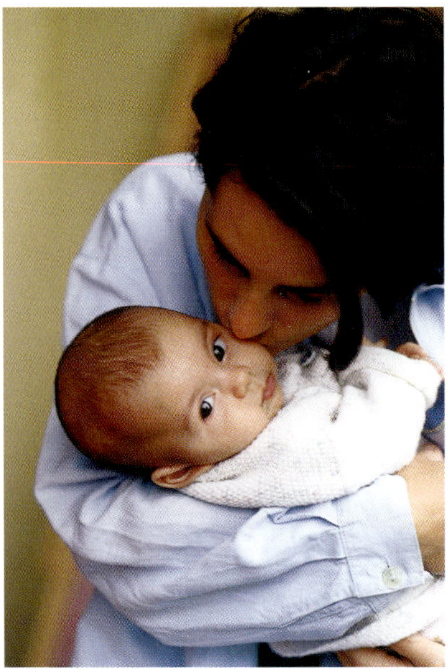

Je älter Ihr Kind wird, umso länger können Sie mit ihm schmusen und spielen, ohne dass das selbstständige Spielen dadurch zu kurz käme.

es anschließend in den Laufstall legen, könnte es anfangen zu quengeln. Dieses Verhalten wird leicht fehlgedeutet. Man meint, das Kind mag den Laufstall nicht oder langweilt sich, und schenkt ihm wieder Aufmerksamkeit. Doch es ist in diesem Fall einfach müde und möchte schlafen.

Fehldeutung des Quengelns

■ *Alleine sein und spielen, ohne unterhalten zu werden, am besten im Laufstall*

alleine sein dürfen

Für Ihr Kind ist es ganz natürlich, dass es alleine sein darf, wenn es versorgt wurde und Ihre Zuwendung bekommen hat. Dieses Vorgehen wirkt auch sehr eindeutig: Eine Sache (Füttern, Windelwechsel, Schmusen) ist zu Ende, und nun kommt die nächste (alleine sein bzw. spielen). Zufrieden und satt wird Ihr Kind seine kleine Welt erkunden. Es wird selber spielen können, bis es müde ist – nicht kürzer und nicht länger. Wenn es genug ist, wird es Ihnen dies auf seine Weise zeigen, und dann ist es wieder Zeit fürs Bett.

sechs Wochen alt

Ein sechs Wochen altes Kind spielt noch nicht selbstständig, aber es kann gut für kurze Zeit allein sein. Es riecht, fühlt und hört und nimmt so die Welt und die Stimmung in seiner Umgebung in sich auf – je weniger es abgelenkt wird, desto aufmerksamer tut es dies. Spieluhren oder Mobiles sind noch nicht nötig. Falls eine Spieluhr da ist, reicht ein einmaliges Aufziehen. Ein Kind, das zum ersten Mal lacht, beginnt selber zu spielen, indem es aktiv Kontakt mit der Umgebung sucht oder sich mit seinem Körper und der Kleidung beschäftigt.

Spieluhr und Mobile

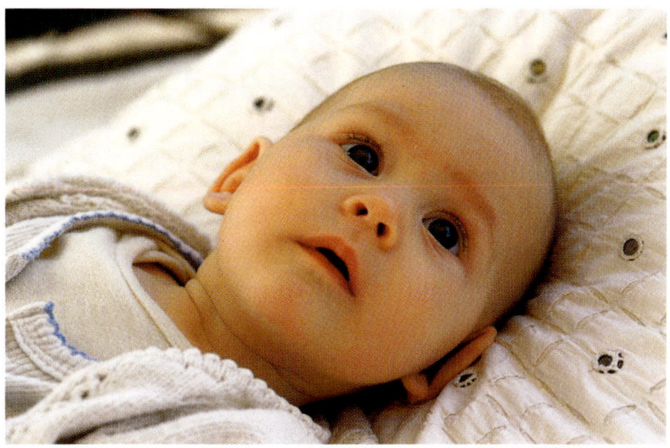

Für ein Kind ist es manchmal auch schon spannend, seine Umgebung wahrzunehmen und auf Geräusche zu lauschen. Je weniger es dabei abgelenkt wird, umso intensiver kann es sich seinen Sinneserfahrungen hingeben.

Es ist wichtig, dass Ihr Kind durch die Eindeutigkeit in Ihrem Verhalten versteht, wann es alleine sein und sich selber beschäftigen soll.

Laufstall als wichtige Hilfe

Der Laufstall kann dabei eine wichtige Hilfe sein, weil er als sichtbares Erkennungszeichen dafür dient, dass nun der nächste Abschnitt im Tagesablauf kommt. Ohne ihn müssen Sie dies dem Kind durch Ihr Handeln zu verstehen geben, was erheblich schwieriger ist. Oft wird die Stelle, an der Sie Ihr Kind zum Spielen hinlegen, variieren, ohne dass Ihnen dies so recht bewusst wird. Die Vorhersehbarkeit, die Sie anstreben, wird auf diese Weise durchkreuzt. Ihr Kind weiß dann nicht, woran es ist.

immer neue Umgebung

Durch die immer neue Umgebung wird es aufmerksam und neugierig, so dass eine latente Müdigkeit nicht erkannt wird. Der Laufstall hat zusätzlich den Vorteil, dass er eine tastbare Abgrenzung zwischen Ihnen und Ihrem Kind darstellt. Dadurch wird es einfacher, sich von dem bisherigen Abschnitt im Tagesablauf zu lösen, in dem Sie das Kind unterhalten haben.

■ *Der Laufstall als «Gefängnis» oder «Abstellraum» – ein Missverständnis*

Für ein Kind bis zu einem Alter von etwa einem Jahr ist der Laufstall

ein sicherer Spielort

ein sicherer, übersichtlicher Spielort. Innerhalb seiner Grenzen kann es alleine die Welt entdecken und hat die Freiheit, die ihm gemäß ist. Den Laufstall als Einschränkung seiner Freiheit anzusehen halte ich dementsprechend für eine Fehleinschätzung. Wenn der Laufstall zu dem festen Ort wird, an dem das Kind auf sich selbst gestellt ist, wird es damit völlig zufrieden sein.

Kinder, die sich an ihren Laufstall gewöhnt haben, können sogar bis zum Alter von drei Jahren immer mal wieder einige Zeit sehr zufrieden und konzentriert innerhalb ihres eigenen kleinen «Häuschens» spielen.

das Kind nicht ganz sich selbst überlassen

Der Laufstall bedeutet übrigens nicht, dass Sie Ihr Kind ganz sich selber überlassen sollen. Es ist durchaus wünschenswert, auf seine Laute zu reagieren oder über seinen Kopf zu streichen, wenn Sie vorbeigehen. Das ist eine gesunde Form der Kommunikation, die dem selbstständigen Spiel des Kindes überhaupt nicht im Wege steht. Anders wäre es, wenn Sie sich neben den Laufstall setzen würden und das Spiel am Laufen hielten, wodurch Ihr Kind sich nicht mehr bemühen würde, selber zu spielen.

Selbstverständlich sollte das Kind im Laufstall altersgemäßes Spielzeug vorfinden. *Spielzeug*

Ein Kind, das zu krabbeln anfängt, kann darüber hinaus zum Beispiel einmal am Tag innerhalb der vorhersehbaren Reihenfolge der Geschehnisse die Gelegenheit bekommen, die große Welt des Zimmerbodens zu erkunden.

3 *Bei Zeichen von Müdigkeit pucken und wach zum Schlafen ins Bett legen*

Warum soll man das Kind schon bei den ersten Anzeichen von Müdigkeit ins Bett bringen? – Damit kommt man den natürlichen Bedürfnissen des Kindes entgegen und vermeidet, dass es zu müde wird. Es tut keinem Kind oder gar Baby gut, die Müdigkeitsgrenze zu überschreiten. Ein Kind, das zu müde ist, hat größere Schwierigkeiten, sich dem Schlaf zu überlassen. Das hört sich vielleicht merkwürdig an. Viele Eltern, deren Kinder wenig schlafen, lassen ihr Kind extra müde werden in der Hoffnung, dass es dann einschläft. Doch das Gegenteil ist der Fall.

die Müdigkeitsgrenze nicht überschreiten

Warum das Kind wach zum Schlafen ins Bett gelegt werden soll, können Sie auf Seite 31 ff. nachlesen.

> Alleine einschlafen zu können ist eine Voraussetzung dafür, dass die Abhängigkeit von der ständigen Unterhaltung durch einen Erwachsenen durchbrochen werden kann.

Die Spielregeln

1. Beginnen Sie motiviert, damit Sie nicht vorzeitig aufgeben.
2. Sorgen Sie dafür, umfassend informiert zu sein.
3. Pucken Sie Ihr Kind bei den ersten Anzeichen von Müdigkeit und legen Sie es wach ins Bett.
4. Akzeptieren Sie, dass Ihr Kind in der Übergangsphase zu dem neuen Rhythmus mit eindeutigen Abläufen vor dem Einschlafen weint.

5. Füttern Sie Ihr Kind sofort nach dem Aufwachen.
6. Pucken Sie bei jedem Schläfchen, so dass die Tücher irgendwann wie selbstverständlich dazugehören.
7. Pucken Sie mindestens noch sechs Wochen weiter, wenn ein stabiler Rhythmus entstanden ist.
8. Stellen Sie nach sechs bis acht Wochen das Pucken wieder ein.
9. Schaffen Sie dem Kind eine feste Begrenzung durch ein richtig gemachtes Bett.
10. Sorgen Sie für behaglich wärmende, doch nicht zu warme Schlafkleidung. Suchen Sie einen Mittelweg.
11. Streben Sie keinen Rhythmus nach der Uhr an.
12. Zwingen Sie das junge Baby nicht zum Mittagschlaf.

1 *Beginnen Sie motiviert, damit Sie nicht vorzeitig aufgeben*

den Kurs konsequent halten

Gehen Sie das Problem ernsthaft an, und zwar jetzt. Stehen Sie zu Ihrem Entschluss, so dass Sie den neuen Kurs von Anfang an konsequent halten können. Lösen Sie sich vollkommen von Ihren alten Verhaltensmustern. Schwanken Sie nicht – das würde Uneindeutigkeit schaffen, sowohl für Sie als auch für das Kind. Außerdem ist halbe Arbeit oft zum Scheitern verurteilt, auch wenn man anfänglich einigen Erfolg erzielt. Sie freuen sich vielleicht schon darüber, dass Ihr Kind zwanzig Prozent mehr schläft. Doch die Erfahrung zeigt, dass es möglicherweise fünfzig Prozent mehr schlafen wird, wenn Sie konsequent zu der neuen Vorgehensweise stehen.

2 *Sorgen Sie dafür, umfassend informiert zu sein*

Fehler vermeiden

Um Fehler zu vermeiden und sicher zu pucken ist es notwendig, gut informiert zu sein. Versuchen Sie, sich das in diesem Buch Gesagte zu Eigen zu machen und durch Ihre Einsichten standhaft zu bleiben in Ihrem Entschluss, es auf diese Weise und nicht anders zu machen.

3 *Pucken Sie Ihr Kind bei den ersten Anzeichen von Müdigkeit und legen Sie es wach ins Bett*

Anzeichen für Müdigkeit sind:
- gähnen
- blass werden
- die Augen reiben
- quengeln
- lebhafter werden
- Blickkontakt abbrechen und wegschauen.

so lange schlafen wie nötig

Ein Kind, das Müdigkeit signalisiert und daran gewöhnt ist, wach ins Bett gelegt zu werden, wird so lange schlafen, bis es wirklich ausgeruht ist. Die Schlafdauer entspricht seinen natürlichen Bedürfnissen. Sollten Sie bei einem jungen Säugling die Müdigkeit noch nicht so eindeutig feststellen können, dann legen Sie Ihr Kind in der Anfangszeit nach der Uhr ins Bett. Für ein drei bis sechs Wochen altes Kind reicht eine Wachzeit von einer Dreiviertelstunde inklusive Mahlzeit gut aus (siehe auch Seite 69). Es überschreitet seine Grenzen leicht. Nach einigen Tagen wird Ihr Kind vielleicht ausgeruhter sein und Sie werden seine beginnende Müdigkeit besser erkennen.

Probleme durch falsches Schlafenlegen

Die meisten Kinder, die das straffe Wickeln brauchen, sind es nicht gewohnt, wach ins Bett gelegt zu werden. Im Nachhinein zeigt sich dann oft, dass alle Probleme in der Gepflogenheit, es schlafend ins Bett zu legen, ihren Anfang genommen haben (siehe auch Seite 31 ff.).

4 *Akzeptieren Sie, dass Ihr Kind in der Übergangsphase zu dem neuen Rhythmus mit eindeutigen Abläufen vor dem Einschlafen weint*

gesunder Protest

Wenn Ihr Kind in dieser Übergangsphase weint, kann man dies als einen gesunden Protest gegen den neuen, noch fremden Kurs werten. Es gehört einfach dazu. Je konsequenter Sie sind, desto schneller wird das Weinen dem freundlichen Begrüßen der Tücher weichen. Ihre Mühe und die Ihres Kindes werden reichlich belohnt werden. Viele Erfahrungsberichte sprechen dafür. Manche Kinder werden sich immer kurz in den Schlaf weinen müssen. Es ist ihre Art, vom Wachzustand loszulassen. Vielleicht kennen Sie das nicht von Ihrem Kind, weil Sie sich angewöhnt hatten, es sofort hochzunehmen, wenn es weint (siehe auch Seite 138 ff.).

sich in den Schlaf weinen

5 *Füttern Sie Ihr Kind sofort nach dem Aufwachen*

eine eindeutige Regel

Auf diese Weise richten Sie sich nach seinen natürlichen Bedürfnissen. Aufwachen und hochgenommen zu werden bedeutet nach dem jetzt eingeschlagenen Weg: «Ich darf trinken.» Ihr Kind wird diese eindeutige Regel bald kennen.

Möglicherweise erfordert das Füttern am Anfang mehr Aufmerksamkeit, wenn die Mahlzeit bisher immer vor dem Schlafengehen stattgefunden hat. Ein Säugling, der gut geschlafen und anschließend gut getrunken hat, ist ein fröhliches Baby. Die ersten Anzeichen von Müdigkeit sind dann nicht schwer zu deuten: Es ist wieder Bettzeit!

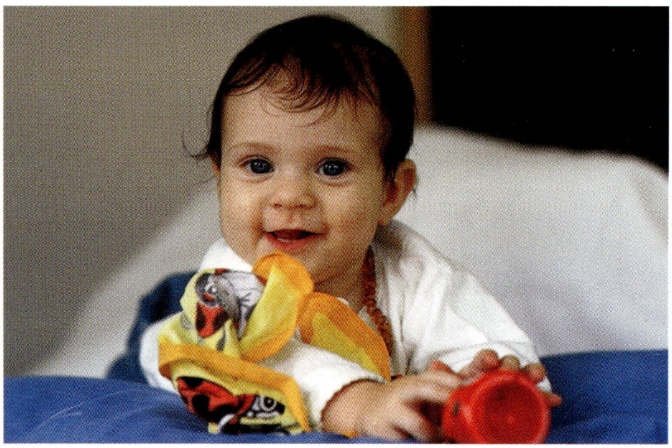

Spielen macht Spaß – aber auch müde. Wenn Sie Ihr Kind gleich nach dem Aufwachen füttern und erst anschließend spielen lassen, wird es besser essen, weil es noch ausgeruht und munter ist.

6 *Pucken Sie bei jedem Schläfchen*

Pucken als Selbstverständlichkeit

Auf diese Weise gehören die Tücher mit der Zeit wie selbstverständlich dazu. Wenn Ihr Kind die Tücher vor jedem Schläfchen wiedererkennt, weiß es sofort: «Ich darf wieder schlafen.» Nur während schwieriger Stunden zu pucken ist kein eindeutiges Handeln.

7 *Pucken Sie mindestens noch sechs Wochen weiter, wenn ein stabiler Rhythmus entstanden ist*

Festigen der neuen Gewohnheit

Auch wenn Ihr Tagesablauf inzwischen von einem stabilen Rhythmus bestimmt wird, braucht es mindestens sechs Wochen, bis das neue Verhaltensmuster – eindeutiger, fester Rhythmus und eine gewisse Selbstständigkeit des Kindes – in Fleisch und Blut übergegangen ist.

8 *Stellen Sie nach sechs bis acht Wochen das Pucken wieder ein*

Das Pucken ist nur als eine vorübergehende Hilfsmaßnahme gedacht. Wie Sie am besten mit dem Pucken aufhören, wird in dem Kapitel «Der Prozess von Anfang bis Ende» (Seite 131 ff. bzw. 150 ff.) beschrieben.

vorübergehende Hilfsmaßnahme

9 *Schaffen Sie dem Kind eine feste Begrenzung durch ein richtig gemachtes Bett*

Wenn Sie Ihrem Kind durch eine straffe Decke das Gefühl der Geborgenheit vermitteln und seine Bewegungsfreiheit einschränken, wird es leichter ein- und länger durchschlafen. Wie man das Bett richtig macht, können Sie auf Seite 127 f. nachlesen.

Geborgenheit durch straffe Bettdecke

10 *Sorgen Sie für behaglich wärmende, doch nicht zu warme Schlafkleidung. Suchen Sie einen Mittelweg*

Es behaglich warm zu haben ist einem guten Schlaf zuträglich, das wissen wir alle aus Erfahrung.

Ziehen Sie Ihrem nicht gepuckten Kind einen passenden unwattierten Schlafsack an. Sorgen Sie dafür, dass die Ärmel von Schlafsack, Schlafanzug oder Pulli nicht zu weit sind und dass sie bis zu den Händen reichen. Dadurch bleiben die Arme wärmer. Falls die Hände doch unter der Decke hervorkommen, werden sie auf diese Weise weniger auskühlen. Zudem tragen auch anliegende Ärmel zum Gefühl der Begrenzung bei (siehe auch Seite 28 und 153).

Schlafsack und lange Ärmel

Bei diesen Ratschlägen verlasse ich mich auf Ihren gesunden Menschenverstand und Ihr Urteilsvermögen. Bettzeug und Kleidung müssen selbstverständlich auf die Umgebungstemperatur abgestimmt sein. Beachten Sie bitte auch die diesbezüglichen Anweisungen im Kapitel «Die Temperatur des Schlafzimmers» (Seite 129).

auf Umgebungstemperatur abstimmen

11 *Streben Sie keinen Rhythmus nach der Uhr an*

Wenn Sie Ihren Tagesablauf rhythmisch zu gestalten beginnen und Eindeutigkeit einführen, wird Ihr Kind seinen eigenen Rhythmus entwickeln. Im Allgemeinen wird ein Kind über drei Monate während des Vormittags im Vergleich zum Nachmittag länger schlafen und kürzer spielen. Die Dauer einer Sequenz kann dabei variieren. Streben Sie

eigener Rhythmus des Kindes

die Bedürfnisse des Kindes beachten

deshalb kein Schlaf- und Fütterschema nach der Uhr an. Manchmal ist das in Ordnung, es kann aber auch gegen die Bedürfnisse Ihres Kindes verstoßen, was die Schlaf- und Wachzeiten betrifft. Solange Ihr Kind zufrieden alleine spielt, zeigt es damit, dass es nicht überfordert ist. Sie brauchen dann nicht ins Grübeln zu kommen oder enttäuscht zu sein, wenn es nachmittags kürzer schläft. Wenn Sie versuchen, das Kind länger schlafen zu lassen, wird es Ihnen nicht gelingen. Sie entmutigen sich damit nur unnötig.

den Rhythmus anpassen müssen

Manchmal erfordern es die Umstände, dass der Rhythmus des Kindes dem der anderen Familienmitglieder angepasst werden muss. Dies gilt vor allem bei Zwillingen. Trotzdem plädiere ich dafür, zunächst für einen festen Rhythmus und Eindeutigkeit im Leben des Kindes zu sorgen. Erst wenn es den versäumten Schlaf nachgeholt hat und ausgeruht ist, kann es kleine Abweichungen verkraften.

vorzeitig wecken

Im Allgemeinen können Sie davon ausgehen, dass Sie Ihr Kind durchaus ohne nachteilige Folgen vorzeitig wecken können, vorausgesetzt, Sie füttern anschließend. Bei einem müden Kind kann man dagegen die Wachphase meist nicht ohne Folgen ausdehnen. Übermüdung beeinträchtigt ja, wie wir gesehen haben, das Ein- und Durchschlafen.

12 *Zwingen Sie das junge Baby nicht zum Mittagschlaf*

das tatsächliche Schlafbedürfnis des Kindes

Nach der Beschreibung der vorangegangenen Spielregeln sollte dies eigentlich selbstverständlich sein. Trotzdem kommt es immer wieder vor. Eltern eines unruhigen, schwierigen Schläfers kennen oft nicht das tatsächliche Schlafbedürfnis ihres Kindes – was in ihrer Situation sehr verständlich ist. So erzählte mir eine Mutter, dass sie ihr drei Monate altes Kind nur für den Mittagschlaf und für die Nacht ins Bett legte, als sie mit dem Pucken anfing. Sie war begreiflicherweise sehr glücklich über das Geschenk des Mittagschlafes, weil ihr Kind bis dahin tagsüber gar nicht geschlafen hatte. Wer aber die Auswirkungen von einem festen Rhythmus und eindeutigem Handeln kennt, der weiß, dass ein drei Monate altes Kind viel mehr Schlaf braucht. Bei einem auferlegten Mittagschläfchen kann es seine tatsächlichen Bedürfnisse nicht zeigen, und seine Eltern können deshalb auch nicht auf sie eingehen.

Die Praxis des Puckens

Vorbereitungen

Das Material der Tücher

Man kann selber Tücher nähen oder auch Tücher kaufen, die rundum gesäumt oder mit einem Schrägband eingefasst sind. Auch fertige Pucksäcke gibt es zu kaufen.

Pucken mit zwei Tüchern

In diesem Buch beschreibe ich das Pucken mit zwei Tüchern, eine Methode, mit der ich seit mehr als neun Jahren gute Erfahrungen gemacht habe.

fester, aber nicht zu warmer Stoff

kein synthetischer, elastischer Stoff

Nehmen Sie einen Baumwollstoff, am besten dünnen Flanell oder einseitig angeraute Baumwolle. Wenn der Stoff angeraut ist, kann er nicht so leicht verrutschen. Ideal ist ein altes Flanell-Laken, das durch den Gebrauch schon etwas dünner geworden ist. Der Stoff sollte nicht zu warm sein, aber trotzdem relativ fest, sonst bietet er zu wenig Widerstand. Ein Baumwoll-Laken ist zu dünn und zu glatt; ein neuer Flanellstoff, beidseitig angeraut, fühlt sich zwar schön weich an, ist aber vor allem im Sommer zu warm. Das Tuch darf nicht aus synthetischem Stoff sein oder elastisch. Die normale diagonale Dehnbarkeit des Stoffes macht allerdings nichts – sie vereinfacht sogar das Anlegen der Tücher. Idealerweise sind die Tücher flach gesäumt, was aber nicht unbedingt notwendig ist.

Die Maße der Tücher

angemessene Größe

Bei der hier beschriebenen Methode wird mit einem quadratischen Außentuch und einem rechteckigen Beintuch gepuckt. Die Tücher sollten großzügig bemessen sein, allerdings auch nicht solche Ausmaße haben, dass Sie sie öfter um das Kind wickeln müssen, als auf den Bildern zu sehen ist (siehe Seite 119 ff.), denn sonst wird das Ganze zu warm. Kaufen oder nähen Sie also keine Tücher, in die das Kind erst noch hineinwachsen soll. Wenn Sie über eine längere Zeit hinweg pucken und das Kind aus den Tüchern herauswächst, sollten Sie zu einem größeren Format übergehen.

dünne Flanellwindeln

In den ersten Lebenswochen werden manchmal dünne Flanellwindeln für das Pucken genommen. Ich halte diese für zu klein, das Kind entwächst ihnen schnell. Werden die Tücher zu knapp, bekommt man unnötige Probleme. Das Pucken gestaltet sich mühsamer und das Kind strampelt sich rasch frei.

Die Maße der Tücher für drei Altersstufen:
- von 6 bis 8 Wochen (ca. 5 kg):
  90 x 90 cm und 65 x 90 cm
- von 6 bzw. 8 Wochen bis 4 Monate (ca. 6 kg):
  100 x 100 cm und 70 x 100 cm
- ab 4 Monate: 120 x 120 cm und 80 x 120 cm

Die Kleidung unter den Tüchern

kein synthetisches Material

Die Kleidung unter den Tüchern darf nicht zu viel, aber auch nicht zu wenig wärmen. Verwenden Sie kein synthetisches Material, es ist weder warm genug noch atmungsaktiv. Achten Sie darauf, dass Ihr Kind gleichmäßig warm ist, auch die Beine und Füße müssen warm sein. Sind diese zu kalt, sollten sie ihm am Unterkörper eine Schicht mehr anziehen oder ein wärmeres Beintuch nehmen.

Schwitzen

Ein Body mit einem langärmeligen Baumwollhemdchen darüber und warme Socken reichen meist aus. Wenn Ihr Kind in der Gewöhnungsphase heftig protestiert und dadurch schwitzt, können Sie ihm auch nur einen Body anziehen. Am Hals des Kindes können Sie leicht feststellen, wie warm es ihm ist.

An die Arbeit!

Die Arbeitshaltung

kontinuierliche Berührung

Arbeiten Sie stehend an der Kommode oder kniend am Rand Ihres Bettes. Ihr Kind liegt vor Ihnen und streckt Ihnen die Füße zu. Streichen Sie einige Male fest an seinem Körper entlang, um die Arme und die eventuell geballten Fäustchen zu entspannen. Während des Puckens wechseln sich Ihre Hände mehrmals ab. Die Hand, die gerade nicht arbeitet, sollte mit dem Kind in Kontakt bleiben – die kontinuierliche Berührung wirkt beruhigend. Auch durch Reden, Singen oder Summen bleiben Sie in Verbindung mit Ihrem Kind.

Üben Sie zuerst mit einer Puppe oder einem Teddybär, um eine gewisse Geschwindigkeit zu entwickeln. Akzeptieren Sie zu Anfang eventuelle Ungeschicklichkeiten und lassen Sie kleine Fehler durchgehen – sonst dauert das Pucken zu lange und klappt dann gar nicht mehr. Arbeiten Sie stetig weiter, auch wenn Ihr Kind weint. Das wirkt selbstsicher und damit beruhigend. Nehmen Sie es hoch, sobald Sie fertig sind, und streichen Sie ihm beruhigend einige Male fest über den Rücken. Entsteht im Bettchen Unruhe, weil es einen Arm herauswinden kann, dann sitzen die Tücher nicht richtig.

mit Puppe oder Teddybär üben

selbstsicheres Arbeiten

Die Hüftentwicklung und das Pucken

Die Hüften Ihres Kindes sind bei der Geburt noch nicht voll ausgebildet. Die noch formbaren Knochen bestehen zum Teil aus Knorpel. Namentlich in den ersten sechs Lebensmonaten entwickelt sich das Hüftgelenk durch den gegenseitigen Druck des Oberschenkelkopfes und der Pfanne des Hüftbeins. Dieser Prozess vollzieht sich in den meisten Fällen durch das Strampeln und Spielen von alleine. Das Spielen auf dem flachen Boden des Laufstalls ist dafür sehr viel günstiger als langes Sitzen in der Wippe oder dem Babysitz.

Entwicklung des Hüftgelenks

Ein schlafendes Kind bewegt sich nur wenig – so sollte es zumindest sein. Um die normale Hüftentwicklung nicht zu behindern, ist es jedoch für ein Kind unter sechs Monaten wichtig, dass die Beine auch während des Schlafes genügend Bewegungsfreiheit haben. Ihr stramm gewickeltes Kind sollte deshalb in den Tüchern so viel Platz haben, dass es die Beine in angezogenem Zustand spreizen und strecken kann.

Bewegungsfreiheit für die Beine

Der Kinderarzt kontrolliert während des ersten Jahres regelmäßig, ob die Hüftentwicklung gut verläuft. Erzählen Sie ihm bei jedem Besuch, dass Sie pucken, und fragen Sie ihn nach seinem Befund.

Das Beintuch

Das Beintuch wird bis über die Ellenbogen um den Unterkörper gewickelt und nicht festgesteckt (siehe Seite 119 f.). Dadurch behält das Kind etwas Spielraum, um sich so in die Tücher zu kuscheln, wie es ihm am angenehmsten ist. Die Arme werden durch das Tuch einigermaßen fixiert, was das weitere Pucken vereinfacht. Vor allem ab einem Alter von drei Monaten ist es wichtig, ein Beintuch zu ver-

Spielraum lassen

wenden, weil ein Kind dann zunehmend die Herrschaft über die Beine erlangt und mehr Freude am Strampeln entwickelt.

natürliche Haltung des Kindes

Beobachten Sie die natürliche Haltung Ihres Kindes, wie es wach ohne Tücher liegt. Ziehen Sie das Beintuch auf jeden Fall nur so straff, dass es auch gepuckt in dieser Stellung liegen kann. Es muss die Beine in angezogenem Zustand spreizen und strecken können.

Das äußere Tuch

Das äußere Tuch umhüllt das Kind von den Schultern bis zu den Füßen. Unterhalb der Füße wird bei gestreckten Beinen der überstehende Stoff immer mit einer kurzen Schnur oder einem Klebestreifen zusammengebunden (siehe Seite 124 f.). So können sich die Tücher nicht hochschieben und das Kind kann kein Beinchen herausstrecken.

die «Quaste» nie unter die Matratze stecken

Lassen Sie aus Sicherheitsgründen den überstehenden Stoff (die «Quaste») lose im Bett liegen und stecken Sie ihn niemals unter die Matratze. Ihr Kind könnte sich in den Tüchern verstricken, wenn es sich umdreht. Wickeln Sie die Arme, die am Körper entlang liegen sollten, fest ein. Wenn sich die Händchen auf den Bauch schieben, ist das nicht schlimm und kein Grund, alles wieder aufzumachen und von vorne anzufangen. Wickeln Sie aber nicht von vornherein mit gebeugten Armen, weil die Tücher dann zu eng liegen könnten. Außerdem hat ein Kind in dieser Haltung so viel Kraft in den Ellenbogen, dass es sich möglicherweise aus den Tüchern herauszuwinden versucht und nicht mehr zu wühlen aufhört. Dann bewirkt das Pucken genau das Gegenteil von dem, was Sie erreichen wollten.

Sechs Monate alt

nicht auf den Bauch drehen lassen

Pucken Sie Ihr Kind aus bestimmten Gründen weiter, obwohl es bereits sechs Monate alt ist? Dann sorgen Sie unbedingt dafür, dass die Beine straffer gewickelt werden, damit es sich nicht auf den Bauch drehen kann (siehe auch Seite 85 f.). Die Gefahr einer Beeinträchtigung der Hüftentwicklung ist in diesem Alter gering. Lassen Sie den Stoff nun *nicht* wie nachfolgend beschrieben wie ein Röckchen nach unten weiter werden, sondern ziehen Sie beide Tücher von der Hüfte bis zu den Füßen straff um das Kind. Befestigen Sie sie zum Schluss von der Hüfte bis zu den Füßen mit einer Reihe von drei bis vier zusätzlichen Sicherheitsnadeln.

Pucken Schritt für Schritt

1 Falten Sie die obere Ecke des unteren, quadratischen Tuches um. Die dadurch entstandene Faltlinie muss länger sein als die Entfernung von einer Hand Ihres Kindes zur anderen bei seitlich ausgestreckten Armen. Ist das Tuch noch etwas zu groß, muss die Ecke weiter eingeschlagen werden. Wie die Zeichnung auf Seite 124 unten zeigt, soll die letzte umgeschlagene Ecke auf der Höhe des Ellenbogens bzw. Unterarmes zu liegen kommen. Wenn sie sich weiter unten befindet, könnte das Tuch um die Hüften zu stramm sitzen. Das darf auf keinen Fall passieren.

Legen Sie das andere, rechteckige Tuch auf das untere, etwa zehn Zentimeter unterhalb der Faltlinie.

2 Legen Sie Ihr Kind mitten auf das Tuch, die Schultern etwa vier Zentimeter unterhalb der Faltlinie.

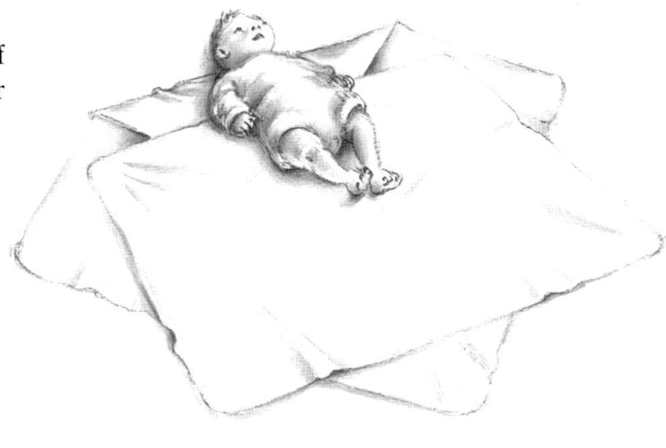

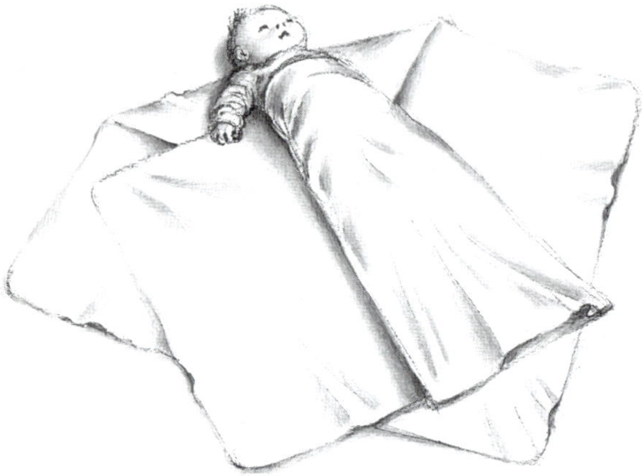

3 Legen Sie den linken Arm Ihres Kindes ausgestreckt neben den Körper und halten Sie ihn dort mit Ihrer linken Hand fest. Nehmen Sie mit der rechten Hand das Beintuch und ziehen Sie es stramm über die Brust nach links. Der Arm und die Brust *oberhalb* des Ellenbogens bleiben frei. Schieben Sie das Tuch nun leicht schräg unter das Kind, dass der Stoff um die Brust recht fest sitzt, sich dann aber wie ein Röckchen nach unten hin weitet.

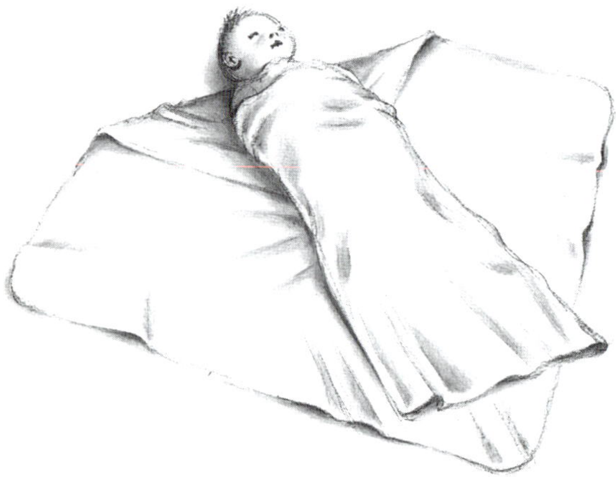

4 Wiederholen Sie diesen Schritt mit dem anderen Ende des Beintuches.

Stecken Sie das Beintuch nicht fest. Ihr Kind behält damit die Möglichkeit, sich so in die Tücher zu kuscheln, wie es mag.

Achten Sie bis zu einem Alter von sechs Monaten darauf, dass sich die Beine beugen und in angezogenem Zustand aus den Hüften heraus spreizen können.

5 Drücken Sie nun die vordere Ecke des unteren Tuches mit Ihrem Körper fest gegen den Rand des Bettes oder der Kommode, worauf Ihr Kind liegt. So bleibt der Stoff glatt gezogen an seinem Platz – ebenso bei Schritt 6. Halten Sie mit Ihrer linken Hand den eingepackten linken Arm des Kindes neben dem Körper an Ort und Stelle. Fassen Sie nun die rechte umgeschlagene Ecke des Außentuches am Rand, wie in der Zeichnung dargestellt. Ziehen Sie diese peu à peu nach rechts oben. Nehmen Sie dazu den Rand des Tuches Stück für Stück etwas tiefer in die Hand. Dadurch wird die Spitze der umgeschlagenen Ecke unter dem Rücken ein bisschen zur Seite gezogen. Sie haben nun zusätzlichen Stoff zur Verfügung, um diesen dicht am Kinn entlang über die Brust zum rechten Arm hinüberzuführen.

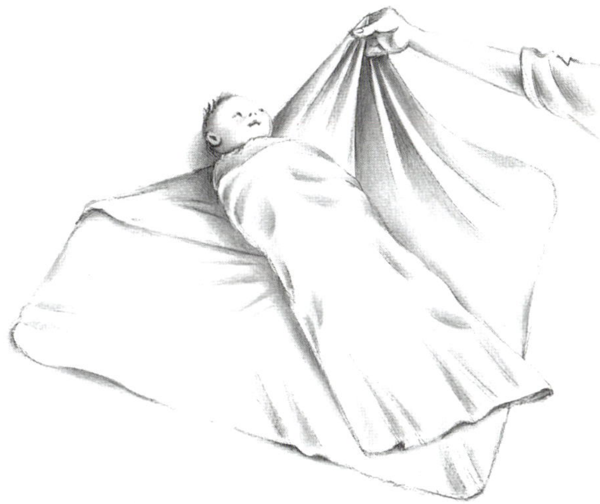

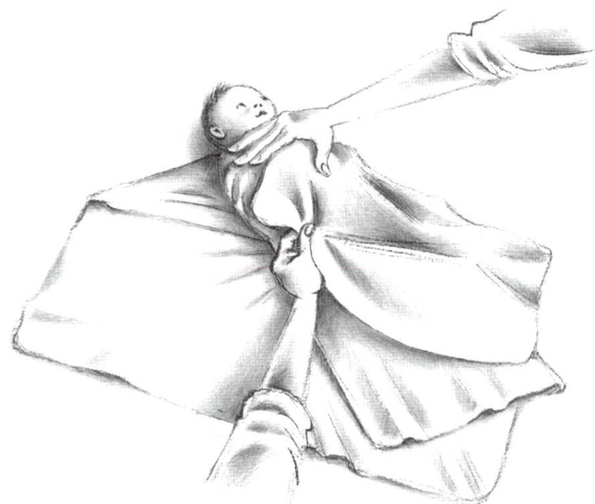

6 Legen Sie die rechte Hand quer über die Brust des Kindes, direkt unter dem Kinn. Ihr Daumen zeigt schräg nach unten. Nehmen Sie nun die rechte Ecke des Tuches in die linke Hand, wie in der Zeichnung dargestellt.

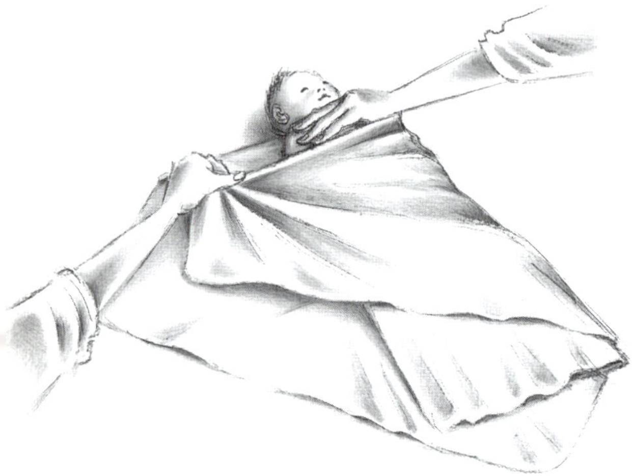

7 Führen Sie das Tuch über die Brust bis kurz über den rechten eingepackten Ellenbogen. Gehen Sie dabei folgendermaßen vor: Nehmen Sie den linken Rand des Tuches in die Hand und führen Sie diesen nach oben, bis Sie ihn am rechten Daumenansatz spüren. Ziehen Sie dann den Stoff parallel am Zeigefinger entlang stramm über den Körper nach links. Die neue Faltlinie befindet sich auf derselben Höhe wie der obere Rand des Beintuches.

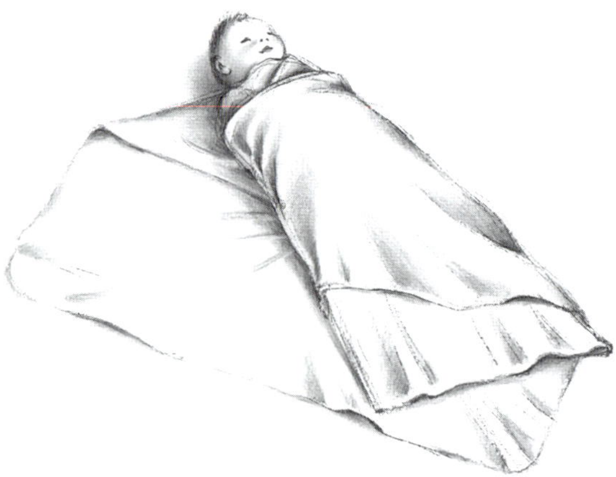

8 Legen Sie Ihre rechte Hand auf den Stoff, um das Ganze festzuhalten. Schieben Sie dann den überstehenden Stoff über die ganze Länge Ihres Kindes schräg unter seinen Körper, so dass sich das Tuch nach unten hin wie ein Röckchen weitet.

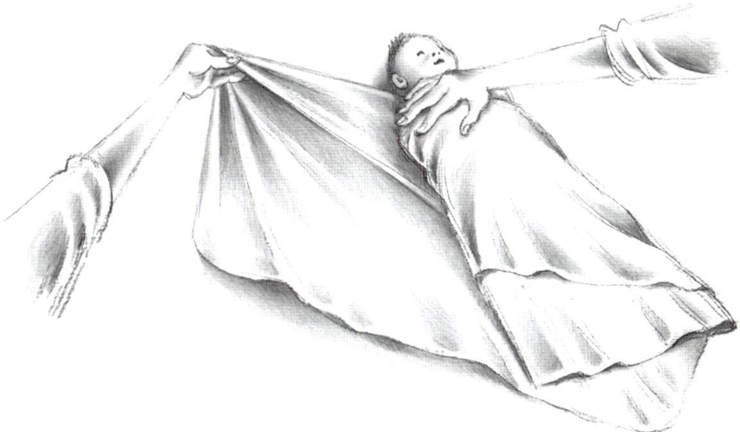

9 Legen Sie die rechte Hand auf die Brust Ihres Kindes. Fassen Sie mit der anderen Hand die umgeschlagene Ecke am Rand (siehe Zeichnung). Ziehen Sie diese peu à peu schräg nach links oben. Nehmen Sie dazu den Rand Stück für Stück etwas tiefer in die Hand. Sie haben nun wieder zusätzlichen Stoff zur Verfügung, um diesen dicht am Kinn entlang über die Brust zum linken Arm zu führen. Lassen Sie keinen «Kragen» entstehen.

10 Legen Sie Ihre linke Hand dicht unter dem Kinn quer über die Brust des Kindes. Ihr Daumen zeigt schräg nach unten. Nehmen Sie nun mit der anderen Hand den Rand des Tuches, wie in der Zeichnung dargestellt.

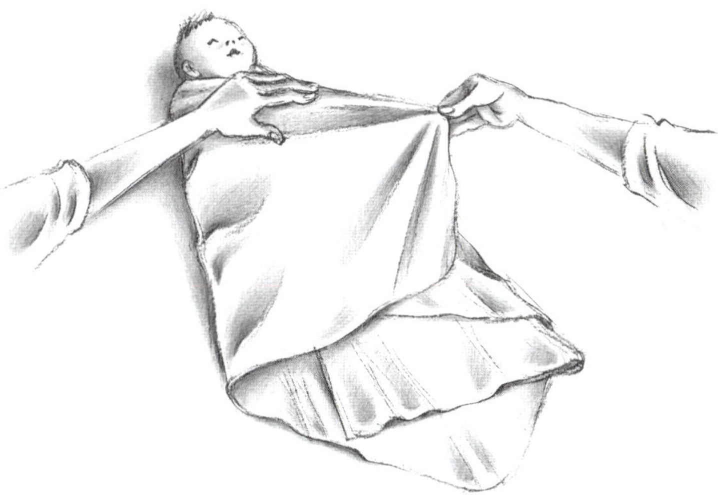

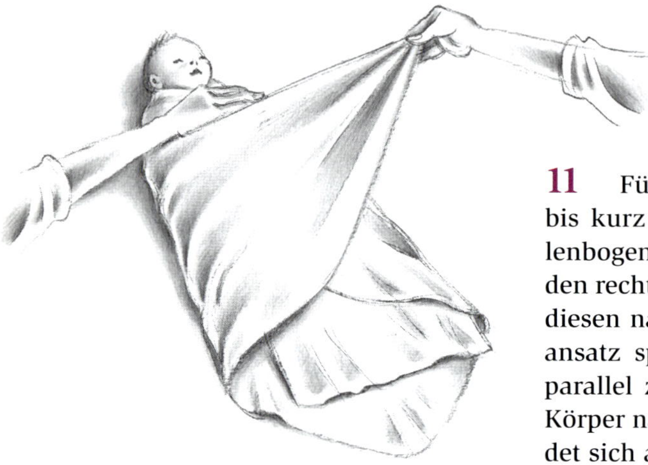

11 Führen Sie das Tuch über die Brust bis kurz über den linken eingepackten Ellenbogen. Das geht wie folgt: Nehmen Sie den rechten Rand des Tuches und führen Sie diesen nach oben, bis Sie ihn am Daumenansatz spüren. Ziehen Sie dann den Stoff parallel zum Zeigefinger stramm über den Körper nach rechts. Die neue Faltlinie befindet sich auf der Höhe der vorigen.

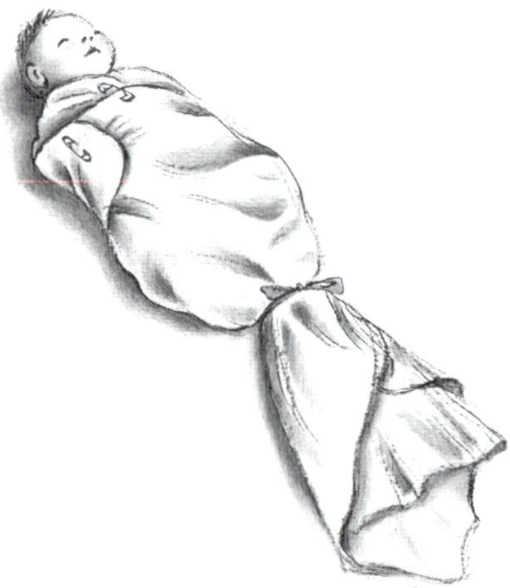

12 Legen Sie eine Hand auf die Brust des Kindes, um die Tücher an Ort und Stelle zu halten. Ziehen Sie mit der anderen das Tuch glatt, das sich nach unten hin wie ein Röckchen weitet. Nehmen Sie die letzte Ecke in die rechte Hand und halten Sie den Stoff gespannt. Führen Sie sie waagerecht über den linken Ellenbogen des Kindes, unter dem Rücken hindurch bis auf den Bauch, am rechten *Ellenbogen und Unterarm* vorbei. Stecken Sie nun den Stoff *auf der Höhe des Ellenbogens bzw. Unterarms* mit einer Sicherheitsnadel fest.

A
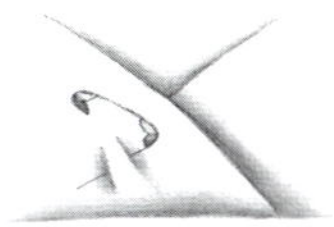

B
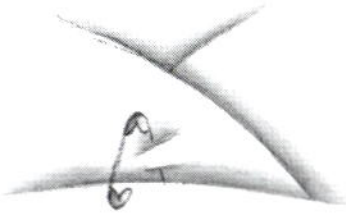

C
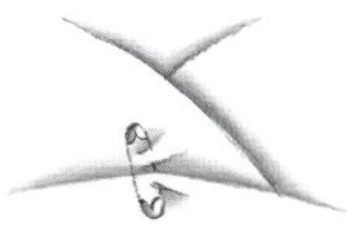

Nun folgt das Befestigen der Sicherheitsnadel quer unter dem Kinn Ihres Kindes. Nehmen Sie dazu beide Stoffstücke unter dem Kinn zwischen Daumen und zwei Finger und formen Sie einen abschließenden Halsausschnitt. Der Stoff darf sich nicht bis vor den Mund hochschieben können und es darf sich kein hochstehender Kragen ergeben, der eine Drehbewegung des Kopfes behindern könnte. Stecken Sie die Sicherheitsnadel durch beide Stofflagen unter dem Kinn (A) und nehmen Sie wenn möglich auch ein Stück des etwas tiefer liegenden Umschlags mit dazu (B und C). Sie können auch eine zusätzliche Sicherheitsnadel auf dem unteren Umschlag befestigen.

Bewegungsfreiheit für den Kopf

Damit ist am oberen Ende der Tücher alles fest und glatt eingepackt. Kontrollieren Sie nun bei einem Kind unter sechs Monaten, ob es um die Hüften herum genug Bewegungsfreiheit hat. Stecken Sie dazu Ihre Arme links und rechts von den Beinen und Hüften in das Beintuch und dehnen das Ganze noch etwas in die Breite.

Bewegungsfreiheit der Beine

Binden Sie die Tücher fünf Zentimeter unterhalb der gestreckten Beine mit einer kurzen Schnur zusammen, die nicht länger als dreißig Zentimeter ist, oder nehmen Sie ein Klebeband dafür. Damit halten Sie den überstehenden Stoff zusammen und verhindern, dass er sich hochschiebt.

Das Befestigen der Tücher

- *Mit Sicherheitsnadeln*

Ich bevorzuge Sicherheitsnadeln. Ab einem Alter von acht Wochen sind sie auf jeden Fall notwendig. Wenn Sie sie vorher in ein Stück Seife stecken, gleiten sie leicht durch den Stoff. Nehmen Sie die größte Größe.

- *Mit Kreppband*

Bei den Kleinen in den ersten Lebenswochen kann man die Tücher mit Kreppband zu befestigen versuchen. Sie merken schnell, ob es gut genug hält. Im Gegensatz zur Sicherheitsnadel, die durch mehrere Stoffschichten gesteckt werden kann, verbindet das Klebeband nur zwei Stoffschichten.

lockere Tücher Finden Sie Ihr Kind in losen oder gelockerten Tüchern vor, ist es notwendig, zu Sicherheitsnadeln überzugehen.

Wickeln Sie Klebeband niemals rund um Ihr Kind; es kann dadurch eingeengt werden und Atemprobleme bekommen.

Vermeiden Sie lose Tücher im Bett – sie sind gefährlich!

Bedingungen für eine sichere und erfolgreiche Anwendung

Das Bett

Luftdurchlässigkeit

die Bettdecke

Sorgen Sie für eine feste und flache Matratze. Sie darf nicht mehr als zwei Zentimeter kürzer oder schmaler sein als das Bettgestell. Der harte Boden des Bettes sollte luftdurchlässig sein. Benutzen Sie (beim Pucken) kein Schaffell oder Kissen. Geben Sie Ihrem Kind außerdem weder kissenartige Kuscheltiere noch Stillkissen oder ein Tuch ins Bett. Falls Sie eine wasserdichte Einlage benutzen, so legen Sie diese nicht unter den Kopf des Kindes: Ihre geringe Durchlässigkeit kann zu einem Wärmestau führen. Bei einem gepuckten Kind sollte sie gar nicht benutzt werden. Nehmen Sie ein Laken möglichst aus reiner Baumwolle und Decken aus Wolle oder Baumwolle. Verwenden Sie kein Deckbett bzw. keinen Überzug oder Decken in einem Überzug. Lüften Sie die Matratze regelmäßig und kontrollieren Sie sie auf Feuchtigkeit an der Unterseite.

Neben einem tragenden Rhythmus, Eindeutigkeit und dem Pucken ist es auch ganz entscheidend, wie der Schlafplatz des Kindes beschaffen ist.

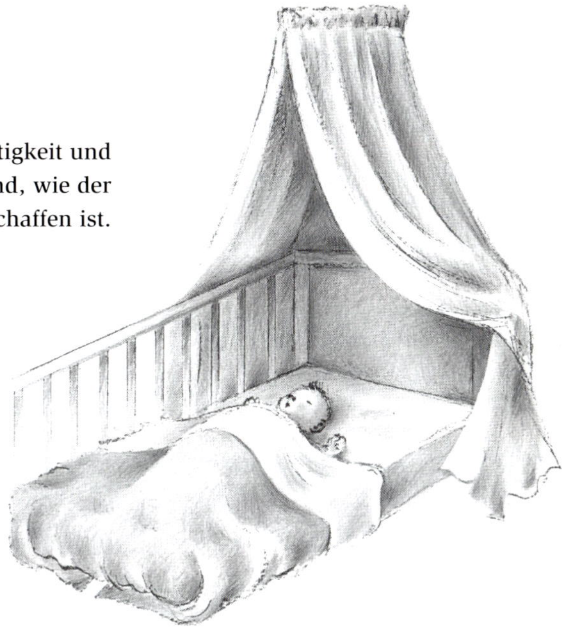

Wie man das Bett macht

Beziehen Sie das Bett so, dass sich die Füße Ihres Kindes am Fußende befinden. Es sollte auf dem Rücken liegen und darf bis zum Kinn und über die Schultern zugedeckt werden, wobei die ausreichend große Decke unter die Matratze gesteckt wird. Durch das Gewicht des Kindes bleibt sie auf diese Weise gut an Ort und Stelle. Oft ist die Decke zu schmal, um richtig unter die Matratze gesteckt zu werden. Wenn Sie sie quer legen, geht es besser. Achten Sie darauf, dass die Matratze flach bleibt; es darf durch eine nicht glatt eingesteckte Decke keine Kuhle mit höher gelegenen Rändern entstehen.

die Decke unter die Matratze stecken

Legen Sie möglichst die Arme unter die Decke, wenn Ihr Kind nicht gepuckt wurde. Je jünger das Kind ist, desto leichter wird es alles mit sich geschehen lassen.

Manche Kinder liegen gerne mit dem Kopf direkt am Kopfende und sind deshalb auch oft oben im Bett anzutreffen. Offenbar suchen sie für den Kopf eine spürbare Grenze. Wenn dies auch bei Ihrem Kind der Fall ist, können Sie bis zu einem Alter von acht Wochen ein zu großes Bett auf folgende Weise zu einem so genannten Matrosenbett

das «Matrosenbett»

verkleinern: Nehmen Sie ein normales Bettlaken als Unterlaken, stecken Sie es am Kopfende ein und schlagen Sie es in der Mitte hoch. Der hochgeschlagene Teil wird so zum Oberlaken. Legen Sie dann eine ausreichend breite Decke darüber und sorgen Sie auch für einen großzügigen Umschlag des Lakens über die Decke. Stecken Sie das Laken mit der Decke weit unter die Matratze. Ich rate allerdings davon ab, das Matrosenbett bei einem stärkeren Kind ab einem Alter von acht Wochen anzuwenden. Es könnte nach unten rutschen und damit das Laken lockern. Dann besteht Erstickungsgefahr. Verkleinern Sie ein Bett auch nie mittels irgendwelcher Kissen.

nur für kleinere Kinder geeignet

Wo das Bett stehen soll

das Kind beobachten können

Ihr gepucktes Kind kann – wie jedes andere Kind auch – einmal krank werden. Damit Sie dies rechtzeitig bemerken, müssen Sie es beobachten können. Lassen Sie das Baby während des ersten halben Jahres wenn möglich in Ihrem Schlafzimmer schlafen, und zwar in seinem

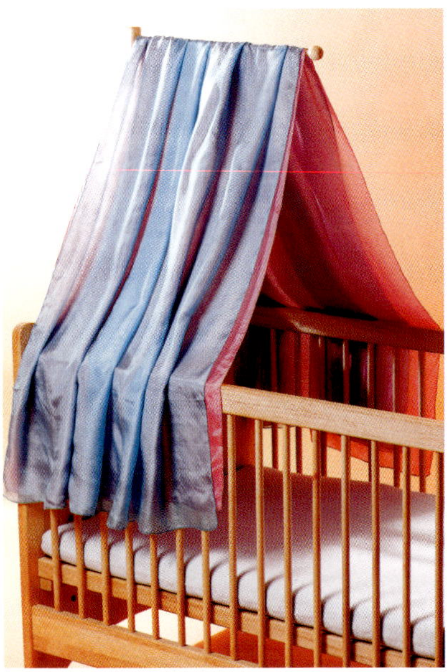

Kinder sind sensibler für ihre direkte Umgebung, als man denkt. Auch natürliche Materialien und ein Wiegenhimmel, der die Welt noch ein bisschen «klein hält» und in angenehme Farben taucht, fördern einen erholsamen Schlaf.

eigenen Bett, nie in Ihrem. Sorgen Sie aber dafür, dass Ihre Nähe nicht zu mehr Zuwendung führt. Mit anderen Worten: Behalten Sie trotz dieser Nähe Ihre «liebevolle Distanz». Stellen Sie tagsüber das Bett so hin, dass Sie Ihr Kind beobachten können, ohne dass es Sie bemerkt.

«liebevolle Distanz»

Die Temperatur des Schlafzimmers

Achten Sie auf die Zimmertemperatur und die Außentemperatur (die Jahreszeit). Öffnen Sie auch im Winter das Fenster einen Spaltbreit und lassen Sie die Heizung aus oder auf niedrigster Stufe, 15 °C sind genug (für das Neugeborene bis sechs Wochen und für Kinder mit Asthma gelten andere Richtlinien). Ziehen Sie Ihrem Kind lieber eine Schicht Kleidung mehr an und / oder geben Sie ihm eine zusätzliche Decke, anstatt die Heizung höher zu stellen. Im Sommer können Sie das Kind Schicht um Schicht dünner anziehen oder nackt pucken. Stecken Sie wenn möglich auch bei warmem Wetter das Laken ein. Der Druck der Decke und ihre fixierende Wirkung erhöhen den Effekt des Puckens und gewöhnen das Kind daran, zugedeckt zu schlafen. Wenn Sie dann irgendwann mit dem Pucken aufhören, bleibt die vertraute Grenze der straffen Decke übrig. Der Übergang zum nicht gepuckten Schlafen vollzieht sich dann meist einfacher.

wärmere Kleidung statt hoher Zimmertemperatur

Die Schlafhaltung des gepuckten Kindes

Das Kind muss zum Schlafen immer auf den Rücken gelegt werden. Die Seitenlage ist instabil, Ihr Kind kann sich leicht auf den Bauch rollen, und das ist nicht ohne Risiko. Versuchen Sie bei der Lage des Kopfes so häufig wie möglich abzuwechseln. Bevorzugt Ihr Kind eine bestimmte Seite, dann versuchen Sie seinen Kopf zu drehen, wenn es fest schläft, in der Hoffnung, dass es so liegen bleibt. Wenn sich Ihr Kind immer zum Licht hinwendet, kann es hilfreich sein, das Bett um 180 Grad zu drehen.

immer in Rückenlage schlafen lassen

Lassen Sie Ihr gepucktes Kind nie in Ihrem Bett oder auf einem Wasserbett schlafen.

Bauchlage und plötzlicher Kindstod

Rückgang des plötzlichen Kindstods

Seit die Rückenlage als Schlafhaltung empfohlen wird, ist in den Niederlanden die Zahl der Kinder, die am plötzlichen Kindstod sterben, beträchtlich gesunken: von 240 auf 25 pro Jahr. Außerdem werden Schlafsäcke befürwortet, weil Kinder in einem Schlafsack seltener die Schlafhaltung ändern. Wie bereits beschrieben, wird das gepuckte Kind immer auf den Rücken gelegt. Gepuckte Kinder drehen sich nicht so leicht, weil die Beine umwickelt sind. Wenn auch noch die Decke oder das Laken (oder nur ein Laken, je nach Umgebungstemperatur) wie oben beschrieben fest unter die Matratze gesteckt wird, bleibt das Kind noch besser auf dem Rücken liegen, wodurch die Gefahr eines plötzlichen Kindstods kleiner wird. Wenn ein gepucktes Kind sich doch auf den Bauch dreht, ist es fast immer älter als fünf bis sechs Monate. Häufig sind zu lockere Tücher um die Beine oder Füße der Grund dafür. Ein solchermaßen gepucktes Kind kann die Füße herausstrecken, sich abstoßen und wie ein Seehund herumrollen (siehe auch Seite 85 f.).

zu lockere Tücher

Sorgen Sie unbedingt dafür, dass Ihr gepucktes Kind sich nicht auf den Bauch drehen kann. Kontrollieren Sie deshalb noch einmal, ob

- es die Füße nicht herausstreckt,
- ein Beintuch angelegt wurde,
- kein Arm herausgewunden werden kann,
- eine ausreichend große Decke genommen wurde,
- die Decke hoch genug gezogen und genügend weit unter die Matratze gesteckt wurde,
- die Matratze passt, so dass die eingesteckte Decke fest zwischen Matratze und Bettgestell sitzt.

Versucht Ihr Kind trotzdem, sich auf den Bauch zu drehen, dann hören Sie mit dem Pucken auf!

Wärmestau und plötzlicher Kindstod

Wenn Sie Ihr Kind unter einem Deckbett schlafen lassen, kann dies zu einem Wärmestau führen. Ein Deckbett ist häufig so warm wie vier bis sieben Wolldecken. Damit erhöht es die Gefahr eines plötzlichen Kindstods, vor allem wenn ein Baby mit dem Kopf darunter gerät. Ich rate deshalb mit aller Nachdrücklichkeit davon ab. Für ein gepucktes Kind ist es schlichtweg gefährlich, weil es nicht in der Lage ist, das Deckbett wegzustrampeln oder wegzuschieben. Ein gepucktes Kind darf es – wie auch jedes andere Kind – nicht zu warm haben. Ein weinendes gepucktes Kind darf bei unbedecktem Kopf aber sehr wohl schwitzen: Dies ist eine gesunde Art, Wärme an die Umgebung abzugeben. Die Wärmeabgabe des Körpers geschieht bei Kindern zu sechzig Prozent über den Kopf. Wenn Sie die schon genannten Anweisungen für Kleidung und Bett befolgen (siehe Seite 116, 126 und 129), brauchen Sie sich über zu viel Wärme keine Sorgen zu machen.

kein Deckbett verwenden

Schwitzen

Manche Kinder werden aus Angst vor einem Wärmestau zu leicht zugedeckt. Sie müssen viel Energie dafür aufwenden, ihre Temperatur zu halten – Energie, die dann für das Wachstum und die Entwicklung des Kindes fehlt. Versuchen Sie den Mittelweg einer behaglichen Wärme zu finden.

einen Mittelweg finden

Der Prozess von Anfang bis Ende

Die Spielregeln, Voraussetzungen für das Gelingen und die Methode des Puckens sind bereits beschrieben worden. Jetzt soll dargestellt werden, wie der Prozess zeitlich abläuft, wie es aussehen kann, wenn Sie einen festen Rhythmus und Eindeutigkeit im Umgang mit Ihrem Kind einführen, mit Pucken oder ohne. Dieser Prozess gestaltet sich bei beiden Methoden sehr ähnlich.

der zeitliche Ablauf

Ihr Tagebuch als Leitfaden und Gedächtnisstütze

Für die ersten zwei Wochen kann ein Tagebuch ein gutes Hilfsmittel sein. Man bekommt einen klaren Überblick über die verschiedenen

Tagesereignisse. Und man achtet mehr auf die Zeit, so dass der Tag Ihnen nicht so leicht entgleitet. Das Tagebuch wirkt gewissermaßen wie ein Spiegel, es ist eine Gedächtnisstütze und motiviert bei sichtbaren Fortschritten.

realistisches Bild der Ausgangssituation

Beginnen Sie mit einem willkürlichen Tag der vergangenen Woche, an dem Sie noch nicht gepuckt haben. Dann werden Sie ein relativ realistisches Bild Ihrer Ausgangssituation haben. Nehmen Sie eventuell Farben: zum Beispiel Gelb für die wach verbrachte Zeit, Blau für die Schlafphasen und Rot für die Zeit, in der Ihr Kind geweint hat. Das macht die Sache viel übersichtlicher.

Vielleicht erschrecken Sie beim Blick in den Spiegel, den dieses Tagebuch Ihnen vorhält: «Mir war gar nicht bewusst, dass es so schlimm ist! Schläft mein Kind so wenig? Da ist ja überhaupt kein Rhythmus zu erkennen!»

Sie können aufschreiben, was passiert, wie lange etwas dauert und wo es stattfindet. So bekommen Sie einen Eindruck davon, wie lange Sie sich mit dem Kind befassen und wie lange es sich selbst beschäftigen kann.

immer größere Selbstständigkeit des Kindes

Sie werden schon bald feststellen, dass eine Verschiebung stattfindet, hin zu einer größeren Selbstständigkeit des Kindes. Und Sie werden ablesen können, wie sich Ausflüge und andere unerwartete Geschehnisse auf Ihr Kind auswirken. Weint es weniger und schläft es mehr? Haben Sie sich eindeutig verhalten? Wie viele Mahlzeiten gab es heute? Hat Ihr Flaschenkind alle Fläschchen leer getrunken oder wollte es oft trinken und ließ dafür häufig einen Rest übrig? Ihr Tagebuch objektiviert, dient Ihnen als Leitfaden und Rückenstärkung.

Uhrzeit	Wo ist das Baby?	weinen	quengeln	trösten	füttern	gemeinsam spielen	alleine spielen	schlafen
7.00								
20								
40								
8.00								
20								
40								
9.00								
20								
40								
10.00								
20								
40								
11.00								
20								
40								
12.00								
20								
40								
13.00								
20								
40								
14.00								
20								
40								
und so weiter bis 6.40								

Die drei Phasen vom Angewöhnen bis zum Beenden

Wenn man einen festen Rhythmus und Eindeutigkeit mit oder ohne Pucken einführt, lassen sich drei Phasen unterscheiden, die Gewöhnungsphase von einer, manchmal zwei Wochen, das Festigen der neuen Gewohnheit im Laufe von mindestens sechs Wochen und das Beenden des Puckens.

Sollten Sie Ihr Kind nicht pucken, können Sie in der folgenden Beschreibung das Wort «Pucken» im Allgemeinen ersetzen durch «wach schlafen legen unter einer stramm eingesteckten Decke (je nach Zimmertemperatur)», dann gilt es auch für Sie.

Phase 1: Die Gewöhnungsphase von einer, manchmal zwei Wochen

Fragen

«Aller Anfang ist schwer!» Diese Redensart trifft sicher für den ersten oder die ersten Tage der Gewöhnungsphase zu. Es ergeben sich je nach Situation sehr unterschiedliche Fragen. Was machen Sie zum Beispiel, wenn Ihr Kind sich widersetzt, und wie lange lassen Sie es weinen? Wie sieht der Rückschlag aus und was tun Sie, wenn Ihr Kind gut einschläft, aber zu früh aufwacht?

Jeder Mensch hat seine eigenen Widerstände und Schwierigkeiten beim Loslassen alter Gewohnheiten, doch viele Eltern unruhiger Kinder sind erleichtert, nun endlich etwas Konkretes unternehmen zu können.

die Spielregeln beachten

Machen Sie sich die bereits beschriebenen Spielregeln (Seite 109 ff.) von Anfang an zum roten Faden und zum angestrebten Ziel. Versuchen Sie sich ihnen im Umgang mit Ihrem Kind so weit wie möglich anzunähern. In Ihrem Tagebuch wird sichtbar werden, in welchem Maße es Ihnen gelingt und welche Fortschritte Sie machen. Bei vielen Kindern klappt es vom ersten Tag an, genau «nach Vorschrift» zu handeln. Sie fügen sich dem Neuen willig und zeigen wenig Widerstand. Bei anderen Kindern sind Zwischenschritte oder kleine Umwege notwendig, bevor die Spielregeln konsequent umgesetzt werden können.

die Übermüdung abbauen

In erster Linie muss die Abwärtsspirale gestoppt werden, die durch die Übermüdung entstanden ist. Die Wende ist schon erreicht, sobald das Kind tagsüber ein- oder zweimal einige Stunden am Stück gut schläft. Es fühlt sich danach so viel wohler in seiner Haut, dass es – den neuen Spielregeln entsprechend – anschließend trinken kann, möglicherweise intensiver als gewohnt, und vielleicht sogar kurz, eventuell nur für einige Minuten, zufrieden alleine spielt.

Aspekte, die am ersten Tag wichtig sind:
- der geeignete Zeitpunkt, um mit dem Pucken anzufangen
- wach ins Bett legen
- das Einschlafen
- die Schlafdauer
- der Zusammenhang zwischen Füttern und Schlafen.

Das allererste Mal pucken – welcher Zeitpunkt ist am besten?

Bei beiden Methoden gibt es die folgenden vier Möglichkeiten, Ihr Kind das erste Mal nach dem neuen Kurs ins Bett zu legen:

- *Vor der Nacht*

bei gutem Nachtschlaf

Wenn Ihr Kind nur nachts gut schläft, können Sie vor der Nacht, sofort nach dem Füttern, beginnen: pucken und (wenn möglich) wach ins Bett legen. Da Ihr Kind gewohnt ist, nachts gut zu schlafen, wird es dies möglicherweise auch mit den Tüchern tun und wenig protestieren. Diese positive Erfahrung macht es ihm eventuell leichter, das Pucken auch am nächsten Tag ohne allzu viel Protest zu akzeptieren.

- *Im Anschluss an die Morgenmahlzeit*

Manche Kinder schlafen die ganze Nacht, werden wach für eine Mahlzeit und schlummern dann sofort wieder ein. Dann aber schlafen sie den ganzen Tag nicht mehr, wodurch sie immer unruhiger werden und verstärkt weinen. In diesem Fall können Sie nach der ersten Mahlzeit anfangen: pucken und (wenn möglich) wach ins Bett legen. Auch hier gilt, dass Ihr Kind das Pucken möglicherweise leichter akzeptiert, weil es gewohnt ist, zu dieser Zeit zu schlafen. Sie selbst sind von der Nachtruhe gestärkt und werden besser widerstehen können, falls Ihr Kind weint, und standhafter bleiben in Ihrem Wunsch nach Veränderung.

von der Nachtruhe gestärkt

- *Sofort nach einer willkürlich gewählten Mahlzeit*

Wenn es weder tagsüber noch nachts einen Rhythmus oder eine gute Schlafphase gibt, können Sie nach jeder willkürlich gewählten Mahlzeit beginnen: pucken und wenn irgend möglich wach ins Bett legen. Weint Ihr Kind dann, so wissen Sie in diesem Fall, dass es mit großer Wahrscheinlichkeit nicht vor Hunger weint. Auch können Sie davon ausgehen, dass Ihr Kind müde ist, weil es ja wenig geschlafen hat. Deshalb ist es bei diesem ersten Mal auch nicht angebracht, nach der Mahlzeit zu spielen. Wenn Ihr Kind weint, können Sie dies als einen gesunden Protest gegen das Unbekannte sehen. Überlegen Sie, welcher Moment des Tages für Sie am besten ist, um anzufangen.

- *Gepuckt füttern und anschließend ins Bett*

wenn das Baby unruhig trinkt

Einen wenige Wochen alten Säugling, aber auch das etwas ältere Baby, das sehr unruhig trinkt, kann man beim ersten Mal zuerst pucken und anschließend trinken lassen. Diese Kinder werden durch die feste Begrenzung der Tücher ruhiger liegen und dadurch besser und schneller trinken. Gesättigt (und weniger müde und angespannt) werden sie leichter einschlafen. Auch jetzt können Sie ziemlich sicher sein, dass Ihr Kind keinen Hunger mehr hat, wenn Sie es ins Bett legen, weil es effektiver getrunken hat. Übermüdeten jungen Säuglingen können Sie es auf diese Weise eventuell ersparen, beim ersten Einschlafen zu weinen.

den ersten Protest vermeiden

> «Die Hebamme empfahl mir, ihn zu pucken, und machte es mir vor. Jochen beruhigte sich zusehends und hörte auf zu weinen. Ich meinte zuerst noch, es sei Zufall, ich glaubte nicht so recht daran. Er tat mir zu Anfang auch leid, aber ich war so müde, dass ich es trotzdem am gleichen Abend selber machte. Zu meiner Überraschung schlief er zum ersten Mal vier Stunden am Stück, und ab diesem Tag wachte er nur noch einmal nachts auf.»

Wach ins Bett legen

das Kind wach schlafen legen

Das Bett als Ort des Einschlafens ist im Allgemeinen bei Kindern, die unruhig sind und viel weinen, unbekannt und deshalb auch unbeliebt. Nur wenn sie wach schlafen gelegt werden, kann es zu einer vertrauten Umgebung werden (siehe Seite 31 ff.).

Den Eltern fällt es beim Einführen der neuen Gewohnheit meist schwer, das Weinen des Kindes auszuhalten, ohne etwas tun zu dürfen. Doch das Durchhalten lohnt sich: Kann Ihr Kind erst einmal ohne Hilfe einschlafen, wird es allmählich auch länger schlafen und zufrieden aufwachen.

Durchhalten lohnt sich

■ *Was kann man erwarten, wenn man das Kind das erste Mal wach ins Bett legt?*

- *Widerstand:* Je älter das Kind ist und je länger das Problem bereits besteht, desto heftiger und länger wird der Widerstand die ersten Male (Tage) sein. Ein durch ein Schlafdefizit sehr müdes Baby von fünf Wochen hat dagegen wenig Kraft übrig, um heftig zu protestieren. Es kann passieren, dass dieses Kind schon beim ersten Pucken einschläft und drei Stunden später zufrieden aufwacht. Beim zweiten oder dritten Pucken kann es sich dann eventuell noch etwas widersetzen. Oft bleibt der Protest aber auch ganz aus.

Wenn das Problem schon länger besteht und das Kind bereits drei bis vier Monate alt ist, haben sich die Verhaltensweisen zwischen Eltern und Kind tiefer eingeprägt. Das Kind wird sich stärker widersetzen, wenn anders gehandelt wird, als es bisher der Fall war. Wenn es zum Beispiel daran gewöhnt war, auf dem Arm einzuschlafen, wird es die unbekannte Situation, wach ins Bett gelegt zu werden, nicht akzeptieren. Lassen Sie sich davon nicht abschrecken, das heftige Weinen ist ein gesundes Zeichen seines «Ärgers».

stärkerer Protest bei älteren Kindern

Ein anderes Kind, das viele Stunden am Tag heult, wird das Weinen auch gepuckt lange durchhalten. Außerdem spielt das Temperament hierbei eine Rolle.

- *Schwitzen:* Ein gepucktes Kind, das heftig weint, kann stark schwitzen. Wo ist dabei die Grenze anzusetzen? – Das Kind kann die Wärme über den unbedeckten Kopf abgeben. Schläft es endlich, sollte es nicht oder nur mäßig schwitzen, außer an warmen Sommertagen. Ein schlafendes Kind darf keinen vom Wärmestau geröteten Kopf haben. Wenn die Wärmeverteilung im Körper dabei ungleichmäßig ist und das Kind kalte Füße und Beine hat, reicht es oft schon aus, eine zusätzliche Decke über die Beine zu legen.

ein schlafendes Kind sollte nur mäßig schwitzen

Manche Kinder sind «Hitzköpfe», die immer schwitzen. Lernen Sie Ihr Kind in dieser Hinsicht kennen, indem Sie einige Male beim Aufwachen die Temperatur kontrollieren – bis ungefähr 37,6 °C ist sie normal.

Weinen

- *Weinen:* «Wie lange soll ich mein Kind im Bett weinen lassen, ohne es zu trösten?», fragen mich Eltern immer wieder. Eine genaue Zeitangabe hierfür kann ich nicht geben. Was akzeptabel ist, hängt mit der Ausgangssituation zusammen und damit, was Sie selber ertragen können. Manche Kinder weinen so viel, dass die Eltern mir erzählen: «Das Weinen ist in meinem Kopf. Auch wenn sich mein Kind still verhält, höre ich es weinen.» Manchen Eltern kommt fünf Minuten Weinen wie eine halbe Stunde vor.

subjektives Zeitempfinden

Ein Küchenwecker kann Ihnen als neutrale Instanz dienen. Stellen Sie ihn auf dreißig Minuten, nachdem Sie Ihr Kind ins Bett gelegt haben. Die Erfahrung hat mich gelehrt, dass Kinder eher kürzer weinen. Akzeptieren Sie, dass Ihr Kind nun eine Weile weinen wird, und haben Sie Vertrauen in seine Kraft. Beschäftigen Sie sich währenddessen, damit Sie die Zeit besser überstehen.

genau hinhorchen

Beim ersten Mal kann sich das Kind je nach Alter heftig widersetzen. Das Weinen klingt oft beeindruckend und scheint aus den tiefsten Tiefen zu kommen. Wenn Sie aber weiter genau hinhorchen, so werden Sie nach zehn bis fünfzehn Minuten immer öfter eine kleine Atempause hören. Auch eine halbe Minute Ruhe nenne ich eine Atempause. Das sollte Sie beruhigen: Ihr Kind ist doch nicht so außer sich, wie es schien.

Ich rate Ihnen, den Küchenwecker dann noch *einmal* auf dreißig Minuten zu stellen. Damit geben Sie Ihrem Kind mehr Raum, um seinen Widerstand zu überwinden und in den Schlaf zu finden.

Die meisten Kinder weinen einschließlich der Pausen nicht länger als dreißig bis sechzig Minuten. Schließlich kann es passieren, dass es nach einem letzten heftigen Schluchzer plötzlich einschläft, für eventuell zwei bis drei Stunden. – Geschafft! Das anfänglich rote, vielleicht sogar verschwitzte Gesicht wird nun vor Entspannung blass.

das Weinen aushalten

Wenn es Ihnen gelingt, das Weinen beim ersten Mal auszuhalten, ist viel gewonnen. Beim nächsten Schläfchen wird sich Ihr Kind wahrscheinlich viel schneller beruhigen, möglicherweise schon nach zehn Minuten.

Dass man den Küchenwecker nach der ersten Atempause wieder auf dreißig Minuten stellt, könnte man als einen Trick bezeichnen – und es ist auch einer. Er wirkt aber, wie sich gezeigt hat, als eine zusätzliche Rückenstärkung. Ist die erste Viertelstunde herzzerreißenden Weinens geschafft, dann hat man das Schlimmste überstanden. In der zweiten Phase weint das Kind meist nicht mehr so heftig, und dies ist dann für beide Seiten gut auszuhalten. Manche Eltern erzählen mir auch, dass sie ihr Kind länger weinen lassen, denn: «Wenn ich ihn jetzt hochnehme, hat er sich umsonst so verausgabt.»

nach einer Viertelstunde wird es meist besser

Seien Sie mit liebevoller Aufmerksamkeit bei Ihrem Kind – doch aus der Distanz heraus, so schwierig das auch sein mag. Ihr Kind spürt diese Stimmung und fühlt sich nicht im Stich gelassen. Wenn Sie neben dem Bett sitzen bleiben, «klebt» Ihr Kind weiter an Ihnen, und das erschwert das Loslassen und Einschlafen. Stellen Sie das Bett so hin, dass Sie ab und zu nach ihm schauen können, ohne dass es Sie sehen kann. Machen Sie sich bewusst, dass Sie dem Kind auch dann Zuwendung schenken, wenn Sie nur zum Bett gehen, ohne es hochzunehmen und anzusprechen. Viele Eltern erzählen mir aber, dass es Ihrem Kind nichts nutzt, wenn sie sich sehen lassen. Im Gegenteil, sie haben die Erfahrung gemacht, dass ihr Kind umso lauter weint, wenn sie dann wieder gehen.

nicht neben dem Bett sitzen bleiben

Sie werden allmählich das Weinen Ihres Kindes immer besser verstehen. Das Weinen, welches das Einschlafen begleitet, werden Sie unterscheiden können vom Quengeln oder vom Weinen vor Hunger, Schmerz oder Langeweile.

das Weinen besser verstehen lernen

Für den Umgang mit dem Weinen gibt es kein Spezialrezept. Ich kann Ihnen nicht sagen, wann Sie Ihr Kind dann doch hochnehmen

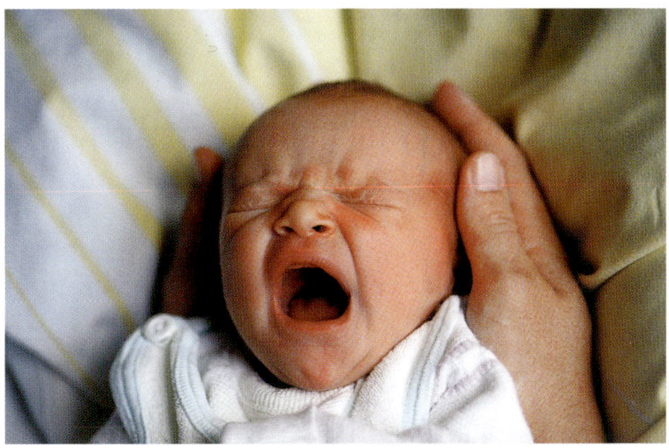

Wenn ein Baby herzzerreißend weint, leiden auch die Eltern mit. Beim ersten Pucken weinen manche Kinder aus einem gesunden Protest heraus – bis die wohltuende Wirkung dieser Methode einsetzt.

sollen, ihm den Schnuller geben oder was auch immer. Wie Sie damit umgehen, hängt auch von Ihrer Einstellung ab.

das wenige Wochen alte Baby

Einem wenige Wochen alten gestillten Baby kann eventuell nach zehn Minuten Weinen ein kleiner Schluck an der Brust angeboten werden, wonach es dann schläfrig ins Bett gelegt wird. Achten Sie aber darauf, dass Ihr Kind davon nicht abhängig wird. Versuchen Sie so bald wie möglich damit aufzuhören, wenn es die Tücher einigermaßen akzeptiert. Finden Sie es notwendig, etwas zu tun, dann tun Sie es liebevoll, schweigend und so neutral wie möglich. Ihr Kind gewöhnt sich so an die immer geringere Zuwendung beim Einschlafen. Je mehr Ihr Kind selber lösen muss, desto schneller wird es (oft innerhalb einiger Tage) die neue Situation akzeptieren.

liebevoll und neutral handeln

«Während der ersten zwei Tage, an denen wir puckten, weinte unsere zehn Wochen alte Tochter immer kürzer: zuerst zwanzig, dann fünfzehn, zehn Minuten und schließlich nur noch eine bis fünf Minuten, bis sie einschlief. Der Widerstand wurde immer geringer. Nach einer Woche hat sie mal eine Stunde geweint, inklusive Pausen. Wir haben sie liegen lassen (das war schrecklich!) und sie ist von selber eingeschlafen. Seitdem quengelt sie eine Minute lang, bevor sie einschläft! Wir sind total begeistert. Sie schläft jetzt vierzehn statt acht Stunden pro Tag und weint nur, wenn sie hungrig oder müde ist. Früher waren das ungefähr vier Stunden pro Tag. Wir haben ein neues Kind bekommen.»

■ *Was soll ich tun, wenn mein Kind länger weint?*

Klären Sie, ob es einen offensichtlichen Grund für das Weinen gibt.

- Sind Laken und Decke groß genug und weit genug unter die Matratze gesteckt?
- Sitzen die Tücher stramm genug? Sind die Arme nahezu gestreckt oder schaut eines heraus? Pucken Sie Ihr Kind nötigenfalls neu.
- Haben Sie Ihrem Kind wirklich die Chance gegeben, alleine einzuschlafen?
- Hat es Sie wirklich eine halbe Stunde lang nicht gesehen? Oder haben Sie sich doch gezeigt und es zum Beispiel getröstet? Wenn ja, dann haben Sie bei ihm die Erwartung geweckt, aus dem Bett ge-

nommen zu werden, wie es das vielleicht gewohnt war. Dann wird es lauter weinen, um seinen Willen durchzusetzen. Hat Ihr Kind wirklich ununterbrochen geweint oder haben Sie die Atempausen überhört?

Wenn Sie Ihrem Kind tatsächlich ausreichend Zeit gelassen haben, alleine einzuschlafen, dann sollten Sie dieses lang anhaltende Weinen unterbrechen, zum Wohle Ihres Kindes und auch Ihnen selbst zuliebe. Es kann sehr schwierig sein, dieses erste Weinen so lange anhören zu müssen, vor allem wenn Sie früher in bester Absicht jegliches Weinen vermeiden wollten und Ihr Kind so viel wie möglich getröstet haben.

das lang anhaltende Weinen unterbrechen

Nehmen Sie Ihr (gepucktes) Kind hoch und lassen Sie es (gepuckt) im Schlafzimmer trinken. Geben Sie bei Flaschennahrung weniger Milchpulver als sonst in die Mischung, zum Beispiel nur einen Löffel auf 100 ml Wasser. So stellt sich ein Gefühl der Sättigung bei Ihrem Kind ein, ohne dass es überernährt wird. Legen Sie es anschließend ins Bett. Vielleicht schläft es auch während des Trinkens auf dem Schoß ein.

Man könnte meinen, dass auf diese Art und Weise das Weinen mit Füttern belohnt wird. Für ein Kind, das nicht gewohnt ist, so lange zu weinen, ist das nicht so. Durch das Trinken entspannt sich Ihr Kind, und wenn es gepuckt wurde, wird sein Bewegungsdrang unterbunden. Die Müdigkeit wird nun eventuell über den Impuls, wieder zu protestieren, siegen. Ich habe in ähnlichen Situationen erlebt, dass manch ein Kind beim zweiten Mal viel kürzer weint und alleine einschläft.

Entspannung durch das Trinken

Das Einschlafen

- *«Die Augen werden farblos und leer»*

Manchmal werden die Augen kurz vor dem Einschlafen «farblos und leer», wie mehrere Eltern mir erzählten. Sie erschrecken sehr, weil sie meinen, durch die strammen Tücher den Willen ihres Kindes gebrochen zu haben. Sie würden die Tücher dann am liebsten sofort wieder entfernen.

den Willen gebrochen?

Ich verstehe sehr gut, was sie damit meinen. Diese Beobachtung erfüllt mich jedoch mit Dankbarkeit und Verwunderung, weil ich weiß, dass innerhalb einiger Sekunden der Schlaf folgt. Dass zwei simple Tücher diesen Umschwung in kürzester Zeit bewirken können: von Augen voller Unruhe hin zur Einkehr, gefolgt von einem tiefen Schlaf!

Ein solches «Geschenk» bietet mir die Gelegenheit, den Eltern nicht nur die Methode des Puckens beizubringen, sondern sie auch mit der Bedeutung der Körpersprache ihres Kindes – als direkte Reaktion auf das Pucken – vertraut zu machen. Was passiert in diesem Moment? Der Widerstand wird nicht aufgegeben, weil der Wille gebrochen wurde, im Gegenteil. Das Kind erfährt endlich seine Körpergrenze durch den Druck der Tücher. Es ist eine Art Zu-sich-selber-Finden, nachdem es sich «verloren» hatte. In diesem sicheren Heimathafen kann es loslassen und sich dem Schlaf anvertrauen. Die farblos werdenden Augen bedeuten, dass es sich nach innen kehrt und vor den Eindrücken von außen abschließt.

eine Art Zu-sich-selber-Finden

- *Und dann … «Unser Kind schläft! Es ist so beunruhigend blass!»*

Auch das höre ich von Eltern, kurz nachdem ihr Kind eingeschlafen ist. Sie sind besorgt und fragen sich, ob es normal ist. Das ist es tatsächlich. Der Gegensatz zu dem vom Protestgeschrei roten Kopf ist groß. Diese Blässe bedeutet, dass Ihr Kind sehr müde ist und nun tief schläft. Manche Eltern haben diese Blässe nie zuvor gesehen, weil sie ihr Kind nur in einem überaktiven Zustand kennen. Dann sorgt die Aktivität für Farbe im Gesicht, auch wenn es vielleicht Ringe unter den Augen hat.

Blässe durch Müdigkeit und tiefen Schlaf

Die Gesichtsfarbe gehört auch zur Körpersprache Ihres Kindes, die den Grad seines Wohlbefindens ausdrückt. Achten Sie deshalb bewusst auf die großen Veränderungen, die sich bei ihm zeigen, wenn es sein Schlafdefizit abbaut. Außenstehende bemerken sie manchmal früher als Sie, weil sie mehr Distanz haben.

Die Schlafdauer

- *Zu lange schlafen*

durchschlafen lassen

Wenn Sie Ihr Kind am ersten Tag, an dem Sie pucken, durchschlafen lassen, wissen Sie nicht, wohin das führt. Es ist nicht ausgeschlossen, dass es tagsüber sechs Stunden schläft und dafür nachts häufiger trinken möchte. Eine gute Regel für Kinder unter sechs Monaten besagt: Lassen Sie vier Stunden zwischen den Mahlzeiten verstreichen, gerechnet ab dem Beginn einer Mahlzeit bis zur nächsten. Dies gilt aber nur tagsüber bis zur Abendmahlzeit um etwa zehn Uhr. Nachts können Sie Ihr Kind schlafen lassen, bis es von alleine aufwacht.

vier Stunden Abstand

Möglicherweise ist Ihr Kind auch so müde, dass es in den ersten Tagen nur für die Mahlzeiten aufwacht. Lassen Sie dann das Spielen sein und legen Sie es nicht in den Laufstall, sondern sofort nach der Mahlzeit wieder ins Bett. Vielleicht meinen Sie, dies stehe der Eindeutigkeit im Wege. Es kann jedoch nicht angehen, dass ein kleines Kind, das müde ist, nur um des Rhythmus und der Eindeutigkeit willen länger wach gehalten wird. Ein übermüdetes Kind wird nicht in der Lage sein, aus der Situation zu lernen. Die Eindeutigkeit besteht nun darin, es bei den ersten Anzeichen von Müdigkeit wach ins Bett zu legen.

gleich nach dem Füttern wieder ins Bett

- *Zu früh wach*

Manchmal schläft ein Kind gut ein, wird aber schnell wieder wach. Es ist noch so sehr daran gewöhnt, nur kurze Schläfchen zu machen, dass es während des Schlafes eine gewisse Anspannung beibehält, die es trotz des Puckens zu früh aufwachen lässt. Dies bedeutet nicht, dass es ausgeschlafen ist. Eine Mutter erzählte mir: «Als ich mein Kind aus dem Bett nahm, weil es wach war, und es auswickelte, schlief es prompt unter meinen Händen wieder ein.»

Anspannung während des Schlafens

Lassen Sie ein Kind, das quengelt oder mit Unterbrechungen weint, einfach liegen. Schauen Sie nach ihm, ohne dass es Sie sieht. Nehmen Sie es nicht hoch. Das wird Ihnen einige Selbstbeherrschung abverlangen, weil Sie wahrscheinlich gewohnt waren, bei den ersten Geräuschen zu reagieren. Versuchen Sie, nicht wieder in die alte Routine zu verfallen.

Auch wenn sich das alte Verhaltensmuster der kurzen Schläfchen stark eingeprägt hat, besteht die Chance, dass Ihr Kind von alleine wieder in einen tieferen Schlaf fällt. Die Tücher und die stramm eingesteckte Decke (bei sehr warmem Wetter nur das Laken) hemmen seinen Bewegungsdrang. Es kann auch sein, dass es abwechselnd weint oder quengelt und kurz schläft und auf diese Weise die Schlafzeit hinter sich bringt. Aber die Tatsache, dass es länger im Bett liegt, kann an sich schon als ein großer Gewinn angesehen werden.

Chance, wieder tiefer einzuschlafen

- *Was Sie tun können, wenn das Quengeln in immer lauteres Weinen übergeht*

Wenn das Weinen nicht mehr aufzuhören scheint, können Sie versuchen, Ihr Kind zu beruhigen. Legen Sie Ihre Hand auf seine Augen, so bleibt es für Ihr Kind dunkel. Streichen Sie fest an seinem Körper entlang und lassen Sie Ihre Hände spürbar auf ihm ruhen. Nehmen Sie es nicht hoch. Schauen Sie nach, ob seine Arme in etwa an Ort und Stelle geblieben sind. Flüstern oder summen Sie leise, ansonsten sollte es aber still sein. So dringen keine neuen Reize auf Ihr Kind ein und es hat die Möglichkeit, wieder in einen tieferen Schlaf zu fallen. Hilft dies nicht, können Sie ihm einen Schnuller geben oder es im Schlafzimmer ein wenig trinken lassen. Geben Sie beim Stillen die Brust, mit der Sie das letzte Mal aufgehört haben.

das Kind beruhigen

Diese Möglichkeiten, das Kind zu trösten, sind Hilfsmittel für die ersten Tage. Lassen Sie sie nicht zu einer neuen Gewohnheit werden.

die Tücher entfernen

Hört das Weinen gar nicht auf, dann sollten Sie die Tücher entfernen. Nehmen Sie den festen Rhythmus und die Eindeutigkeit wieder auf, und zwar in der Reihenfolge: füttern, danach spielen auf dem Arm, dann alleine spielen im Laufstall und bei den ersten Anzeichen von Müdigkeit wieder pucken und ins Bett.

eine völlig andere Situation

Wird das Kind zu früh wach, sollten Sie es also nicht dreißig Minuten weinen lassen. Sie haben es hier mit einer völlig anderen Situation zu tun als beim Einschlafen nach den ersten Anzeichen von Müdigkeit. Denn Ihr Kind ist von dem – wenn auch zu kurzen – Schlaf dermaßen aufgemuntert, dass es sich wieder ganz dem wachen Leben zuwenden möchte. Es weinen zu lassen hilft dann nicht und passt nicht zur gegebenen Situation. Ihr Kind wird zu Recht böse sein, wenn es nicht hochgenommen wird, und immer lauter weinen. Deshalb ist es besser, ihm etwas anzubieten, das eigentlich zur wach verbrachten Phase gehört.

implizite Zuwendung

Betrachten Sie das Füttern in dieser Situation als einen Moment der impliziten Zuwendung (siehe Seite 106), dem eventuell eine kurze Zeit allein im Laufstall folgt. Bei den ersten Anzeichen von Müdigkeit sollten Sie Ihr Kind wieder pucken und wach ins Bett legen. Sie brauchen sich auch nicht zu wundern, wenn Ihr Kind sofort nach der Mahlzeit wieder müde ist – es hat schließlich nur kurz geschlafen. Lassen Sie dann das Spielen sein und legen Sie es gleich gepuckt ins Bett.

> Nach dem Aufwachen hochgenommen zu werden bedeutet: «Ich bekomme etwas zu essen.»
> Bei Müdigkeit hochgenommen zu werden bedeutet: «Ich darf schlafen.»

- *Hüten Sie sich vor neuen Ritualen*

Nach ein paar Tagen wird Ihr Kind länger durchschlafen, möglicherweise bis zu zwei oder drei Stunden.

Lassen Sie aber die oben genannten Maßnahmen nicht zu einer neuen Gewohnheit werden. Sie sind nur als erste Hilfe gedacht, wenn das Quengeln in lauteres Weinen übergeht. Wenn sich Ihr Kind gerade in einer Phase des leichteren Schlafes befindet (siehe Seite 57f.), nimmt es unbewusst wahr, wie Sie ihm den Schnuller geben oder über den Kopf streichen. Geschieht dies wiederholt, kann es sein, dass es sich daran gewöhnt und aufwacht, sobald wieder eine Phase des leichteren Schlafes einsetzt. Es sind unbewusste Prozesse bei Ihrem Kind, die dies bewirken können.

unbewusstes Wahrnehmen der Hilfen

Wenn Ihr Kind immer wieder zu früh aufwacht, dann beobachten Sie genau, wie es weint oder quengelt. Viele Eltern erzählen mir, ihr Kind gerate längst nicht mehr so außer sich wie früher, es höre sich eher wie ein quengeliges Weinen an, und oft gebe es kleine Pausen und das Kind schlafe sogar ab und zu eine Viertelstunde. Wie bereits gesagt: Nehmen Sie Ihr Kind in einer solchen Situation nicht hoch, lassen Sie es einfach im Bett seine Schlafzeit beenden – schlafend oder quengelnd. So gewöhnt es sich daran, längere Zeit ohne Aufmerksamkeit von anderen im Bett zu sein. Mit der Zeit wird es länger schlafen, da die Reize ausbleiben.

genau beobachten

Füttern und Schlafen

- *Manchmal fallen in den ersten Tagen ein paar Mahlzeiten mehr an*

Es kann sein, dass Sie am Tag einige Mahlzeiten mehr anbieten, wenn Sie nach dem Aufwachen immer füttern. Schreiben Sie auf, wie viel und wie oft Ihr Kind trinkt. Am ersten Tag darf Ihr Kind schon eine Flasche extra bekommen. Sieht es jedoch danach aus, dass Ihr Kind die vorgeschriebene Tagesmenge noch weiter überschreitet, können

die Nahrungsmenge kontrollieren

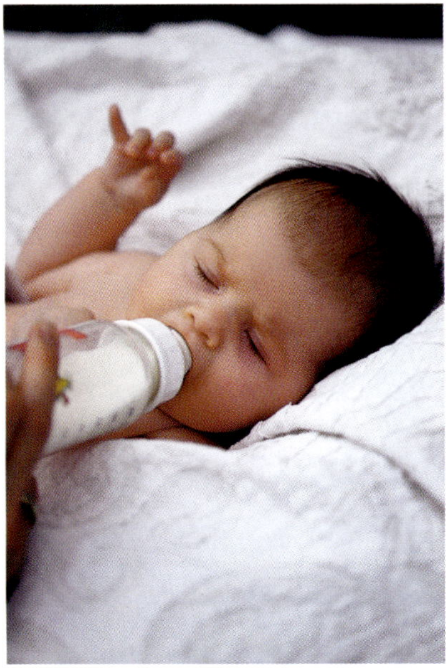

Wenn der neue Rhythmus dazu führt, dass Ihr Kind in den ersten Tagen ein paar Mahlzeiten mehr bekommt, können Sie die vorgeschriebene Tagesmenge Milchpulver einfach auf mehr Fläschchen verteilen.

die Milch verdünnen

Sie Folgendes tun: Nehmen Sie die vorgeschriebene Menge Milchpulver für zwei Flaschen. Lösen Sie diese in der Wassermenge für drei Flaschen auf. Sie haben nun drei Flaschen verdünnte Milch. Ihr Kind bekommt auf diese Weise mehr Flüssigkeit, aber nicht mehr Nahrung. So können Sie in etwa die vorgeschriebene Tagesmenge Milchpulver einhalten. Außerdem wird Ihr Kind diese Flaschen nicht immer leer trinken oder sogar abweisen, wenn die Zeitspanne zwischen den Mahlzeiten ziemlich kurz ist. Dann können Sie Ihr Kind, ohne es trinken zu lassen, in den Laufstall und bei den ersten Anzeichen von Müdigkeit wieder ins Bett legen.

- *Bei kurzen Schläfchen bleibt das Kind für einige aufeinander folgende Mahlzeiten gepuckt*

Anpassungsschwierigkeiten

Manchen Kindern gelingt es nicht, sich dem neuen Rhythmus anzupassen. Sie haben auch gepuckt Schwierigkeiten mit dem Ein- und Durchschlafen, bleiben überaktiv und weinen lange. Auch während des Schlafes sind sie angespannt und machen viele, nun allerdings kleine Reflexbewegungen, weil die Tücher und die stramm eingesteckte Decke keine größeren Bewegungen mehr zulassen. Jedes Geräusch lässt sie hochschrecken.

Diese Kinder brauchen mehr Hilfe zum «Abtauchen». Schon am ersten Tag, an dem Sie pucken, können Sie Folgendes tun: Geben Sie dem Kind bei andauernder Unruhe mindestens zwei Stunden nach Beginn der vorigen Mahlzeit in gepucktem Zustand wieder zu trinken. Diese Zwei-Stunden-Grenze ergibt sich meist von selbst: Das Trinken dauert etwa dreißig Minuten, eine dreiviertel bis eine ganze Stunde weint sich das Kind mehr oder weniger heftig in den Schlaf, dann folgen ein Nickerchen von fünfzehn bis dreißig Minuten und Versuche, es zu trösten.

nach mindestens zwei Stunden wieder füttern

Nehmen Sie das Kind hoch, wenn vom Quengeln und Weinen ganz wach geworden ist. Lassen Sie es *nicht* außer sich geraten und geben Sie ihm gepuckt zu trinken, ohne die Windeln zu wechseln. Setzen Sie sich dazu neben sein Bett und legen Sie es nach dem Trinken sofort zurück. Nach dieser stillen Mahlzeit kann Ihr Kind sein Nickerchen verlängern. Wird es wieder zu früh wach, können Sie diese Prozedur einmal wiederholen. Wechseln Sie die Windel nur, wenn es unbedingt notwendig ist, und zwar vor der Mahlzeit. Pucken Sie das Kind dann sofort wieder. Es ist möglich, dass es zu einer tieferen Entspannung findet, wenn Reize – Eindrücke von außen und eigene stimulierende Bewegungen – nun über längere Zeit ausbleiben. So wird es ihm hoffentlich gelingen, länger zu schlafen.

nicht außer sich geraten lassen

tiefere Entspannung durch fehlende Reize

Ihr gepucktes Kind bleibt auf diese Weise gewissermaßen einen halben Tag lang im Land der Träume. Es schadet dem Kind nicht, einmalig etwas länger gepuckt zu sein, vorausgesetzt, die Beine eines Kindes unter sechs Monaten haben genügend Platz, sich in angezogenem Zustand zu spreizen. Auch die motorische Entwicklung wird nicht beeinträchtigt.

Nach ein paar Tagen wird Ihr Kind vielleicht immer noch früh aufwachen, jetzt allerdings ohne zu weinen. Lassen Sie es dann liegen. Wenn keine Reize auf es eindringen, kann es möglicherweise wieder für etwa zwei Stunden einschlafen. Beobachten Sie Ihr Kind deshalb genau, damit Sie nicht in die Routine verfallen, es alle zwei Stunden zu füttern – das könnte zu einer neuen Gewohnheit werden!

keine Gewohnheit werden lassen

Ist die erste Übermüdung überwunden, sollten Sie unbedingt einen eindeutigen, festen Rhythmus einführen (siehe Seite 83).

Hat das Kind es erst einmal geschafft, länger zu schlafen, kann sich etwas Neues zeigen: Ihr Kind, das vorher kaum schlief, ist nun kaum wach. Es kann vorkommen, dass Sie an sich selbst zweifeln, wenn Ihr Kind nach einigen Minuten im Laufstall schon wieder quengelt. Sie können sich nicht vorstellen, dass es nach so kurzer Zeit schon wieder müde ist. Früher war es doch stundenlang am Stück wach!

Nachholbedarf

Auch wenn Ihr Kind früher viele Stunden weniger geschlafen hat – sehen Sie das Quengeln immer als ein Signal für Müdigkeit an und nicht etwa für Langeweile. Gehen Sie auf das Schlafbedürfnis Ihres Kindes ein. Es hat möglicherweise viel nachzuholen. Manchmal schlafen Kinder, die eine Übermüdung abbauen, zwei Tage hintereinander und werden nur zu den Mahlzeiten wach.

Die erste Woche – der Rückschlag am dritten Tag

Während der ersten Tage, an denen Sie pucken, schläft Ihr Kind manchmal übermäßig viel. Das gibt ihm die Kraft, um dann – oft am dritten Tag – Widerstand zu leisten. Ich höre das so häufig, dass ich diesen Einbruch am dritten Tag als gesetzmäßig ansehen möchte.

erneuter Widerstand und alte Gewohnheiten

Wie sieht dieser Rückschlag aus? – Das Kind widersetzt sich dem Pucken erneut und fällt in alte Schlafgewohnheiten zurück. Es hat nun ausreichend Energie, um sich zu widersetzen, immerhin ist es schon lange nicht mehr so ausgeruht gewesen. Tagsüber schläft es immer nur kurz, und nachts wacht es auch einige Male auf, was früher vielleicht nicht der Fall war.

standhaft bleiben

Ignorieren Sie das Gequengel völlig und lassen Sie es so lange wie möglich (bis ungefähr drei Stunden ab dem Beginn der letzten Mahlzeit) im Bett. Geben Sie dieser neuen Unruhe nicht nach. Bleiben Sie standhaft und machen Sie weiter mit dem Pucken. Ihr Kind wird vielleicht innerhalb eines Tages diesen Einbruch überwunden haben und seinen Widerstand aufgeben, da ihm nichts anderes übrig bleibt. Dann wird es sich erst wirklich entspannen und die Menge Schlaf bekommen, die es braucht. Wenn Sie jetzt aufgeben, weil Ihr Kind Ihnen so leid tut, beginnt das alte Problem wieder von vorne.

Bei der Methode ohne Pucken braucht das Kind manchmal einige Tage mehr, um sich umzugewöhnen. Der Rückschlag kommt dann etwa am fünften Tag.

Die neue Lebensregel ist zur Gewohnheit geworden

Haben Sie und Ihr Kind sich einmal an das Pucken und den neuen Rhythmus gewöhnt, wird ein sich wiederholendes Verhaltensmuster entstehen. Manche Kinder müssen immer fünf bis zehn Minuten weinen, bevor sie einschlafen, andere lachen die Tücher an, sobald sie sie sehen. Es gibt auch Kinder, die immer protestieren, wenn sie auf die Tücher gelegt werden, bis sie den ersten Druck des Wickeltuches spüren. Wenn sie die Tücher sehen und fühlen und dadurch wiedererkennen, können sie sich entspannt dem Pucken hingeben.

sich wiederholendes Verhaltensmuster

Die meisten Kinder haben nach einer Woche konsequenten Puckens einen eigenen leidlich stabilen Schlaf-Wach-Rhythmus entwickelt. Wenn sie sich dann richtig an die Neuerungen gewöhnt haben, weinen sie bedeutend weniger. Das Beschäftigungsprogramm, das früher vielleicht rund um die Uhr angeboten werden musste, gehört immer mehr der Vergangenheit an. Sie bekommen wieder Zeit für sich selbst und Ihr Kind fühlt sich wohler in seiner Haut.

eigener Schlaf-Wach-Rhythmus

Phase 2: Das Festigen der Gewohnheit im Laufe von sechs Wochen

Nach ein bis zwei Wochen ist der neue Rhythmus sowohl für die Eltern als auch für das Kind zur Gewohnheit geworden. Das heißt aber noch nicht, dass das Kind aus eigener Kraft daran festhalten kann. Dafür braucht es die Eltern und die Pucktücher noch eine ganze Weile. Zum Festigen und Verinnerlichen des neu erworbenen Rhythmus und der Selbstständigkeit sind mindestens sechs Wochen notwendig.

Prozess der Verinnerlichung

Diese sechs Wochen beginnen in dem Moment, in dem das Kind die Tücher akzeptiert (es darf noch kurz weinen vor dem Einschlafen, das gehört bei manchen einfach dazu) und einen eigenen Schlaf-Wach-Rhythmus entwickelt hat, der ihm gut tut. Das können Sie daran ablesen, ob Ihr Kind Spaß am Schmusen hat, zufrieden alleine spielen und einschlafen kann und ausgeruht wieder aufwacht. In den meisten Fällen ist das, wie gesagt, nach ein bis zwei Wochen der Fall. Die Gewöhnungsphase kann aber auch länger dauern. Zum Beispiel weil Sie Ihr Kind nicht weinen lassen möchten und einen sanfteren Weg ein-

längere Gewöhnungsphase

geschlagen haben. Oder weil Sie einmal pucken und ein anderes Mal nicht, wodurch Sie nicht eindeutig handeln. Manche Eltern pucken während der ersten Wochen nur nachts und entdecken dann, dass ihr Kind das Pucken auch tagsüber braucht. In solchen Fällen können mehrere Wochen ins Land gegangen sein, bis die Gewöhnungsphase abgeschlossen ist.

- *Erneute Unruhe*

Manchmal beginnt das Kind in dieser zweiten Phase doch wieder unruhig zu werden. Ich habe die Erfahrung gemacht, dass dies passieren kann, wenn die Tücher nicht stramm genug sitzen und / oder zu klein geworden sind. Zu Anfang haben sie noch genügend Widerstand geboten, nun aber reichen sie für das inzwischen ältere und damit stärkere Kind nicht mehr aus. Der Gegendruck durch die Tücher muss der zunehmenden Körperkraft des Kindes angepasst werden.

zu kleine oder lockere Tücher

War dies tatsächlich die Ursache und ist diese nun behoben, kehrt sofort wieder Ruhe ein. Kontrollieren Sie auch, ob die Decke noch groß genug ist, um sie weit unter die Matratze zu stecken.

> *Zu locker gepuckt*
> «Wenn die Tücher nur ein bisschen lockerer waren als sonst, weinte Arno so lange, bis ich ihn wieder zu einem festen Bündel gewickelt hatte. Dann sah ich, wie sich sein Gesicht entspannte.»

Rhythmus und Eindeutigkeit beibehalten

Haben sich Rhythmus und Selbstständigkeit bei Ihrem Kind gefestigt, wird es diese auch ohne die Hilfe der Tücher beibehalten können. Doch auch jetzt noch müssen die Eltern sowohl den Rhythmus als auch die Eindeutigkeit im Handeln weiter pflegen.

Phase 3: Das Pucken beenden

Wenn ein oder zwei Wochen nötig waren, um die alten Verhaltensmuster zu durchbrechen und einen neuen, stabilen Rhythmus zu entwickeln, können Sie nach sechs weiteren Wochen versuchen, das

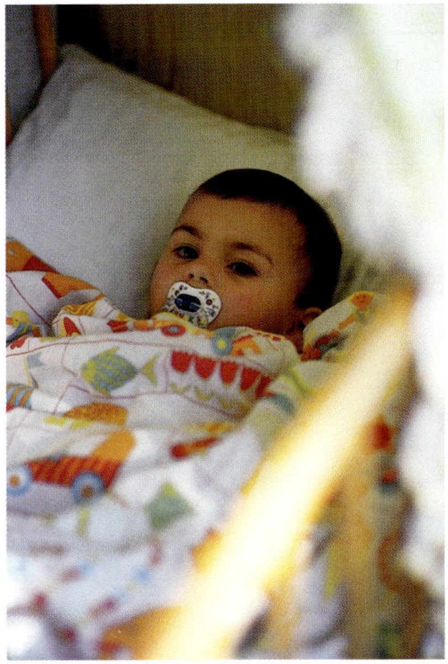

Ob das Einschlafen jetzt wohl auch ohne Pucken klappt?

Pucken wieder abzubauen. Es sind dann also sieben oder acht Wochen seit dem ersten Pucken vergangen. Manche Kinder zeigen selber durch ihr Verhalten, dass es nun gut ist.

Signale für das Abgewöhnen

Die Signale können folgendermaßen aussehen:

- Ihr Kind wacht nach einem *guten* Schlaf weinend auf, während es bisher immer noch eine Weile zufrieden im Bett vor sich hin brabbelte.
- Ihr Kind wacht am frühen Morgen auf, weint und will nicht mehr weiterschlafen. Das kann darauf hinweisen, dass Ihr Kind das Pucken zwar noch beim Einschlafen akzeptiert, aber nicht mehr beim Aufwachen. Es scheint sich bewegen zu wollen, was ihm nicht gelingt.
- Ihr Kind protestiert beim Pucken, während es früher die Tücher freudig begrüßt hat. Auch weint es wieder lange vor dem Einschlafen.

Manche Kinder zeigen «zufällig», dass sie die Tücher nicht mehr brauchen. Wenn man einige Tage mit dem Pucken ausgesetzt hat (etwa wegen Fiebers bei einer Erkrankung oder Impfung oder wegen einer Hitzewelle im Sommer), bleiben sie auch ohne Tücher in ihrem mittlerweile gewohnten Rhythmus und schlafen gut.

die straffe Bettdecke beibehalten

Sowohl während des Abgewöhnungsprozesses als auch danach bleibt die stramm eingesteckte Decke unentbehrlich. Nur so vermitteln Sie dem Kind auch weiterhin das vertraute Gefühl der Begrenzung. Deshalb darf die straffe Decke nie fehlen (außer bei sehr warmem Wetter).

Legen Sie die Arme Ihres Kindes ausgestreckt unter die Decke. Vielleicht lässt es sie so liegen, weil es das gewohnt ist. Ändern Sie das Ritual beim Ins-Bett-Bringen so wenig wie möglich, auch wenn die Tücher jetzt weggelassen werden. Auch der Ort, wo Sie Ihr Kind vor dem Schlafen versorgen, sollte vorläufig der gleiche bleiben.

Rhythmus und Eindeutigkeit strikt befolgen

Streichen Sie fest an den Armen und Beinen entlang, als wollten Sie die Tücher anlegen. So erkennt Ihr Kind, dass es Zeit zum Schlafen ist. Außerdem ist es in der Abgewöhnungsphase wichtig, den vorhersehbaren, festen Rhythmus und die Eindeutigkeit im Handeln wieder so strikt wie möglich einzuhalten, genau wie in der ersten Zeit. Wenn Ihr Kind all diese Dinge wiedererkennt, wird es ihm leichter fallen, sich auch ohne Pucktücher dem Schlaf zu überlassen.

Beginnen Sie mit dem Abgewöhnen an ruhigen Tagen. Dabei sind unterschiedliche Vorgehensweisen möglich. Sie können das Pucken von einem Tag auf den nächsten oder Schritt für Schritt abbauen. Und Sie können beide Tücher auf einmal oder eines nach dem anderen weglassen. Ihr Kind wird Ihnen hierbei den Weg weisen.

Von einem Tag auf den nächsten ganz aufhören

Tücher durch passenden Schlafsack ersetzen

Dies bedeutet, dass nun immer ohne Tücher geschlafen wird. Ersetzen Sie die Tücher durch einen passenden Schlafsack. So behält Ihr Kind an Bauch und Beinen das vertraute Gefühl der Begrenzung. Sie können den Schlafsack etwas enger machen, indem Sie ihn an den Längsseiten absteppen. Wird Ihr Kind größer, können Sie die Naht wieder auftrennen.

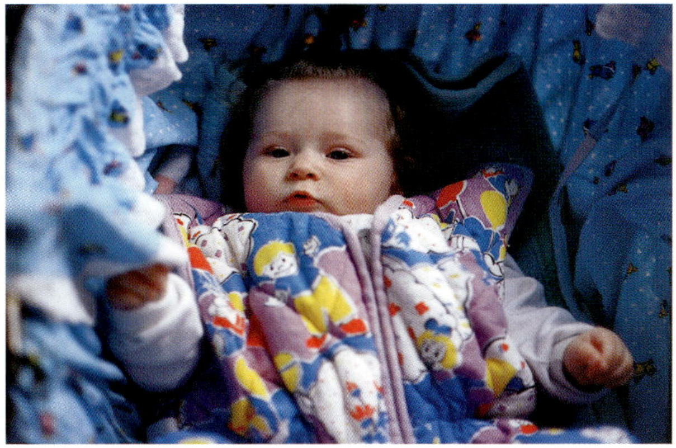

Wenn Sie mit dem Pucken aufhören, kann ein Schlafsack eine große Hilfe sein: Durch ihn behält Ihr Kind an Bauch und Beinen das vertraute Gefühl der Begrenzung.

lange Ärmel

Nehmen Sie einen unwattierten Schlafsack, möglichst mit langen Ärmeln. Dann bleiben Arme und Hände warm, auch wenn sie während des Schlafes unter der Decke hervorkommen. Und durch den Widerstand des Stoffes werden sich die Arme weniger bewegen. So stellt ein Schlafsack eine gute Alternative zu den Pucktüchern dar. Ein Kind ist nie zu alt für ihn – im Allgemeinen genießt es die spürbare Begrenzung. Kinder, die an ihn gewöhnt sind, verlangen oft sogar danach.

nicht zu groß

Der Schlafsack muss immer lang genug sein, so dass die Beine sich strecken können. Achten Sie aber darauf, dass bei einem kleinen Kind der Schlafsack nicht zu groß ist. Der Halsausschnitt muss den Hals gut umschließen. Es darf sich im Schlafsack nicht herumdrehen und eventuell verstricken können. Ein ärmelloser Schlafsack sollte anliegende Armausschnitte haben.

Legen Sie die Arme des Kindes nie in den Schlafsack, denn auch so könnte es sich verstricken. Wenn es sich dann auf den Bauch dreht, hat es die Arme nicht frei, um sich zurückzurollen oder wenn nötig hochzustemmen und wegzudrücken.

Schrittweise abbauen

bei einer «guten Schlafzeit» beginnen

Hierbei ist es am besten, die Tücher das erste Mal bei einem der besten Schläfchen wegzulassen – das könnte die Nachtruhe sein, weil Ihr Kind nachts tiefer schläft. Ersetzen Sie die Tücher durch den soeben beschriebenen passenden Schlafsack. Sie können die Tücher aber auch nach der ersten Mahlzeit weglassen, weil Ihr Kind daran gewöhnt ist, danach schon bald weiterzuschlafen.

Schläft Ihr Kind weiterhin gut, können Sie am nächsten Tag ausprobieren, ob es auch die folgenden Schläfchen ohne Tücher schafft. Vielleicht tut es sich noch eine Weile lang zu bestimmten Zeiten ein bisschen schwer, beispielsweise am Nachmittag oder Abend. Eventuell gelingt es, das Kind nur zu diesen Problemzeiten zu pucken. Sie handeln dann natürlich nicht mehr eindeutig. Trotzdem hilft es oft, weil das Pucken etwas Vertrautes ist.

eventuell nur noch zu Problemzeiten pucken

Ein Tuch nach dem anderen weglassen

Lassen Sie zuerst einen Arm frei beim Pucken. Ziehen Sie dem Kind einen langärmeligen Pullover an, damit dieser freie Arm auch jetzt warm und eine Begrenzung spürbar bleibt. Die Umstellung ist dann weniger groß. Lassen Sie bei warmem Wetter lieber den Body weg als den langärmeligen Pulli.

Wenn jetzt kein Rückfall in unruhiges Verhalten eintritt, können Sie nach einigen Schläfchen auch den zweiten Arm frei lassen. Das große Tuch wird also nicht mehr verwendet, nur das Beintuch bleibt noch übrig.

die Arme frei lassen

Sie sollten das Tuch jetzt auf jeden Fall mit mehreren Sicherheitsnadeln feststecken und die Unterseite immer schließen. Sorgen Sie dafür, dass Ihr Kind es auch jetzt behaglich warm hat, wie es das von den zwei Tüchern kannte – aber nicht zu warm. Sie können ihm einen Schlafanzug oder Pullover anziehen, abhängig von der Zimmer- und Außentemperatur ein oder zwei Schichten. Die Ärmel sollten bis zur Hand reichen, am besten mit einem gut sitzenden Bündchen. Achten Sie darauf, dass auch der Hals umschlossen ist.

Schläft Ihr Kind gut mit den freien Armen, können Sie auch das Beintuch weglassen. Ersetzen Sie es durch einen passenden Schlafsack (siehe Seite 152 f.). Decken Sie Ihr Kind weiterhin mit Laken und / oder Decke fest zu.

das Beintuch weglassen

Woran erkennt man, ob es zu früh zum Abgewöhnen ist?

Rückfall in alte Verhaltensmuster

Wenn Ihr Kind in das alte Verhaltensmuster zurückfällt, wenn es viel weint, beim Einschlafen Schwierigkeiten hat und nur kurz schläft, dann sind dies Anzeichen dafür, dass es die Tücher noch braucht. Nehmen Sie in diesem Fall das Pucken wieder auf und achten Sie auf einen vorhersehbaren, festen Rhythmus. Es wäre nicht gut, diese neue Unruhe mehrere Tage lang einfach hinzunehmen, Sie geraten dann möglicherweise in eine Abwärtsspirale. Gewohnheiten schleichen sich wieder ein, die man eigentlich gar nicht möchte. Beispielsweise geben Sie Ihrem Kind doch wieder häufiger den Schnuller oder nehmen es hoch, wenn es weint. Sie tun dies mit den besten Absichten, weil es für Ihr Kind doch so ungewohnt ist ohne die Tücher. Bevor Sie es richtig merken, ist Ihr Kind wieder von Ihnen abhängig. Und das ist für beide Parteien nicht gut.

erneute Abhängigkeit

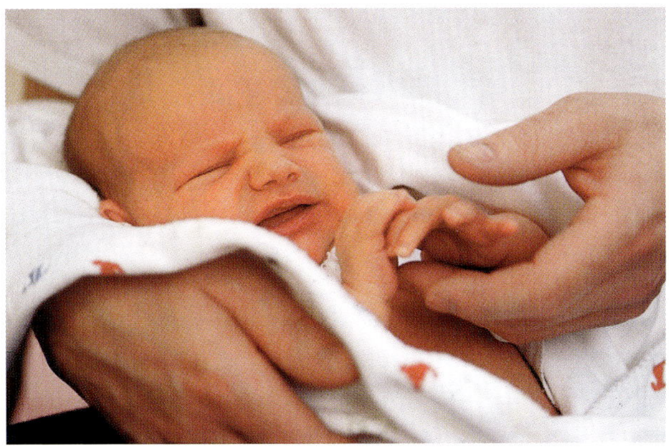

Wenn Ihr Kind die alte Gewohnheit wieder aufnimmt, ein eher quengeliger Zeitgenosse zu sein, haben Sie vielleicht zu früh mit dem Pucken aufgehört.

nicht zu viel Zeit lassen

Vielleicht meinen Sie, Ihrem Kind bei diesem Rückschlag einfach ein paar Tage Zeit lassen zu müssen, damit es sich daran gewöhnen kann, ohne die Tücher auszukommen. Sie halten auch strikt an Ihrem Rhythmus und der Eindeutigkeit fest und lassen das Kind alleine einschlafen. Aus Ihrer Sicht entstehen also keine neuen Gewohnheiten. Meiner Erfahrung nach ist aber all das bei solch einem Rückfall vergeblich und mündet in eine stetig zunehmende Unruhe.

Es kann auch sein, dass Ihr Kind keinen großen Rückschlag erleidet, aber wieder schlechter einschläft und schneller wach wird. In diesem Fall können Sie einen Tag ohne Tücher weitermachen. Gönnen Sie Ihrem Kind das erneute, unter Umständen nur vorübergehende Weinen vor dem Einschlafen. Schauen Sie nötigenfalls ins Zimmer, ohne dass Ihr Kind Sie sieht. Lassen Sie es, wenn es zu früh aufwacht und quengelt, einfach im Bett liegen, bis es Zeit für die nächste Mahlzeit ist. Ihr Kind muss sich vielleicht einfach an die neue Situation gewöhnen. Wenn es aber immer schlechter geht und Ihr Kind wieder zu müde wird, haben Sie zu früh mit dem Pucken aufgehört. Nehmen Sie es dann wieder auf.

das Pucken wieder aufnehmen

Versuchen Sie nach einer Woche noch einmal mit dem Pucken aufzuhören – es kann sein, dass dies nun relativ problemlos gelingt. Klappt das Abgewöhnen auch beim zweiten Versuch nicht und ist Ihr Kind etwa fünf bis sechs Monate alt, dann wenden Sie sich bitte an Ihren Kinderarzt.

Im Alter von vier Monaten mit dem Abgewöhnen beginnen

mit sechs Monaten nicht mehr pucken

Da Ihr Kind sich mit der Zeit immer besser auf den Bauch drehen kann, sollte man im Alter von sechs Monaten mit dem Pucken aufgehört haben. Das Abgewöhnen kann von einem Tag auf den anderen gelingen, manchmal aber auch einige Wochen dauern. Deshalb sollte man im Alter von vier Monaten beginnen, das Pucken abzubauen. Wenn die zweite Phase des Puckprozesses – die sechs Wochen, in denen sich die neuen Gewohnheiten festigen sollen – zu diesem Zeitpunkt noch nicht abgeschlossen ist, dann beenden Sie diese Phase erst wie beschrieben. Haben Sie früh mit dem Pucken angefangen, können Sie auch früher wieder aufhören.

> *Wenn Sie feststellen, dass sich Ihr gepucktes Kind auf den Bauch zu drehen versucht, dann hören Sie mit dem Pucken auf!*

Wann kann sich ein Rückschlag einstellen?

Kinder durchlaufen verschiedene Entwicklungsphasen, die zu einem Rückschlag führen können. Wenn Fortschritte gemacht oder neue Fähigkeiten erworben werden, kann dies mit einem schlechteren Schlaf einhergehen. Ein Kind, das vielleicht gerade zu stehen gelernt hat, möchte unbedingt im Bett auch stehen. Ihr gut einjähriges Töchterchen hat entdeckt, wie es seinen Willen durchsetzen kann, und schafft es, Sie abends nach dem üblichen Einschlafritual noch dreimal zurückzurufen – möglicherweise der Beginn erneuter Einschlafprobleme. Ihr hustender Sohn hat Sie einige Nächte gebraucht – als es ihm wieder besser geht, fordert er nachts diese Zuwendung ein, obwohl sie nun nicht mehr nötig ist. Er möchte sein gerade erworbenes «Recht» beibehalten.

neue Fähigkeiten und schlechterer Schlaf

Oft ist es nicht ganz klar, warum Ihr Kind wieder schlechter schläft. Vielleicht sind Sie unbemerkt zu nachgiebig gewesen und haben den festen Rhythmus etwas vernachlässigt. Manchmal möchten Eltern den Rhythmus ein bisschen flexibler handhaben. Es ist völlig in Ordnung, die Zügel nach einer gewissen Zeit ein wenig lockerer zu lassen; Sie haben dann etwas mehr Freiraum. Doch wie weit kann man dabei gehen?

zu nachgiebig gewesen?

Wenn Sie nach einiger Zeit den festen Rhythmus etwas flexibler gestalten wollen, dienen Ihnen Ihr gesunder Menschenverstand und die Reaktionen Ihres Kindes als Kompass. Dabei bleibt die Vorhersehbarkeit immer die Basis Ihres Handelns.

Welche Kinder sind rückschlaggefährdet?

- Kinder, die sehr offen sind und alle Eindrücke wie ein Schwamm in sich aufsaugen. Diese Kinder geraten schnell durcheinander, wenn etwas passiert, das von der täglichen Routine abweicht.
- Kinder, die immer mehr wollen, als sie können. Eltern solcher Kinder werden sofort wissen, wovon ich spreche. Schon vom ersten Lebenstag an kann sich diese Eigenschaft bei einem Kind bemerkbar machen. Es scheint, als passe der Babykörper einfach

nicht zu ihm. Diese Kinder verschaffen sich bei jeder Lappalie Frustrationen, bis ihr Körper ihnen gehorcht. Wenn sie erst einmal in der Lage sind, sich durch das Haus zu bewegen, können sie eher ihren Tatendrang befriedigen, was ihnen sichtlich gut tut.

sich von Rückfällen nicht entmutigen lassen

Beide Gruppen von Kindern reagieren gut auf einen festen Rhythmus und Eindeutigkeit, mit Pucken oder ohne. Alles, was wir diesen Kindern an Ruhe bieten können, ist als Gewinn anzusehen, auch wenn es nach dem Abgewöhnen ab und zu einen Rückfall gibt. Lassen Sie sich davon nicht entmutigen. Bei diesen Kindern müssen der vorhersehbare, feste Rhythmus und die Eindeutigkeit ganz gewissenhaft eingehalten werden.

Was können Sie bei einem Rückschlag tun?

die momentane Situation prüfen

Prüfen Sie Ihre momentane Situation mit kritischer Distanz. Gibt es noch immer einen vorhersehbaren, festen Rhythmus und Eindeutigkeit im Leben Ihres Kindes? Haben sich Schlupflöcher bemerkbar gemacht, die Ihr inzwischen immer bewusster agierendes Kind mit sicherem Gespür findet? Wenn ja, empfehle ich Ihnen, eine Woche lang ganz strikt auf einen festen Rhythmus und Eindeutigkeit zu achten, ohne zu pucken. Es darf ruhig wieder kurz aus Protest weinen. Legen Sie Ihr Kind in einem passenden Schlafsack ins Bett und stecken Sie die Decke fest unter die Matratze, falls Sie dies nicht ohnehin schon tun.

> «Wenn mein Kind jetzt weint oder unruhig ist und Schwierigkeiten hat, einzuschlafen, halte ich es ganz fest. Vor allem seine Arme, so dass es wieder dasselbe Gefühl wie beim Pucken bekommt. Das beruhigt es.»

Klarheit in der Erziehung

Klarheit in der Erziehung ist nun sehr wichtig. Strahlen Sie aus, was Sie sagen, Ihr Kind ist sehr sensibel für Ihre Körpersprache. Trösten Sie es in der Nacht kurz und liebevoll, aber sachlich, damit unerwünschte Gewohnheiten wieder aufhören und sich keine neuen einschleichen. Nehmen Sie Ihr Kind, wenn es irgend geht, nicht mit in Ihr Schlafzimmer.

erneut pucken

Falls ein strikt eingehaltener Rhythmus und Eindeutigkeit nicht helfen, können Sie erneut für kurze Zeit pucken, aber nicht länger als nötig. Es kann sein, dass einige Tage oder sogar nur ein einziges Mal ausreicht, um eine Wende herbeizuführen und Ihr Kind wieder zur Ruhe kommen zu lassen.

das Alter des Kindes beachten

Nehmen Sie das Pucken aber nur dann wieder auf, wenn Ihr Kind jünger als fünf Monate ist. Selbstverständlich müssen auch jetzt alle in diesem Buch beschriebenen Sicherheitshinweise beachtet werden. Versuchen Sie herauszubekommen, ob Ihr Kind vielleicht quengelt, weil es krank wird, denn dann kann es in kurzer Zeit hohes Fieber bekommen. Wenn Sie dies nicht sicher ausschließen können, dann pucken Sie lieber nicht.

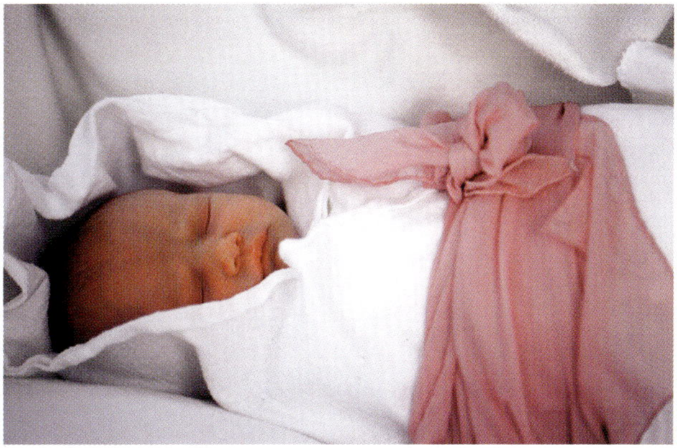

Fragen

Wenn ein Kind vor dem Einschlafen lange weint: Wie viele Tage darf das bei beiden Methoden anhalten?

Wende nach zwei Tagen

Nach zwei Tagen muss eine Wende sichtbar werden, vorausgesetzt dass
- Sie konsequent für einen festen Rhythmus und Eindeutigkeit gesorgt haben,
- die beschriebenen Voraussetzungen für das Bett gegeben waren und die Regeln für die Lage im Bett korrekt befolgt wurden,
- Sie sich wirklich nicht haben sehen lassen, solange ihr Kind geweint hat.

Die Wende erkennen Sie daran, dass
- Dauer und Intensität des Protestweinens abnehmen,
- Ihr Kind immer besser alleine spielen kann,
- sich das Trinkverhalten bessert.

endgültiger Durchbruch

Fahren Sie in der beschriebenen Weise fort, wenn sich diese Verbesserungen zeigen, wie klein sie auch sein mögen. Der endgültige Durchbruch kommt manchmal erst nach etwa fünf bis sieben Tagen.

Machen Sie aber nicht so weiter wie bisher, wenn nach zwei Tagen überhaupt keine Fortschritte zu erkennen sind. Wählen Sie einen Mittelweg. Einige Vorschläge:
- Möglicherweise braucht Ihr Kind, das weinend alleine einzuschlafen versucht, jetzt statt nach einer halben Stunde bereits nach einer Viertelstunde den Schnuller. Wenn es länger weint, gerät es vielleicht zu sehr außer sich.
- Helfen Sie Ihrem Kind, indem Sie still neben dem Bettchen sitzen und liebevoll den Schnuller festhalten, bis es in einen tieferen Schlaf gefallen ist. Lassen Sie aber jegliche andere Form der Zuwendung sein.

zum Pucken übergehen

Bei einem nicht gepuckten Kind: Gehen Sie zum Pucken über, wenn die genannten Vorschläge keine Verbesserungen bringen und keine sonstigen Gründe dagegen sprechen (siehe Seite 97 ff.). Pucken Sie konsequent bei allen Schläfchen.

Bei einem gepuckten Kind: Nehmen Sie Ihr gepucktes Kind auf den Arm oder legen Sie es in den Kinderwagen und gehen Sie mit ihm hin und her, bis es fest eingeschlafen ist (verwenden Sie kein Tragetuch, das ist zu warm). Dann können Sie es wieder ins Bett legen. Die Gefahr, dass es aufwacht, ist geringer, weil es gepuckt ist – durch die Tücher spürt es die Veränderung weniger. Es kann aber sein, dass es noch etwas dauert, bis es längere Zeit am Stück durchschläft.

Haben alle genannten Tipps keine Verbesserung gebracht, sollte man eventuell mit dem Pucken aufhören. Einen gezielten Rat kann ich Ihnen in diesem Fall nicht geben, ich möchte aber versuchen, Ihnen diesbezüglich einige meiner Überlegungen darzustellen. Es könnte sein, dass sich bei Ihrem Kind die Situation sogar noch verschlimmert hat, weil es sich selber in den Schlaf weinen sollte und dadurch noch mehr weint als vorher. Es kann auch sein, dass es noch weniger geschlafen hat, weil es nach den neuen Spielregeln nicht mehr in Ihren Armen schlafen durfte.

zu mehr Schlaf verhelfen

Versuchen Sie, Ihrem Kind nun auf irgendeine Weise zu mehr Schlaf zu verhelfen. Vielleicht gelingt es Ihnen, es mit etwas Unterstützung und Trost doch noch in den notwendigen verlässlichen Rhythmus zu bringen. Denn Vorhersehbarkeit ist für jedes Kind in jeder Situation von Nutzen.

Was soll ich tun, wenn beide Methoden überhaupt keinen Erfolg bringen?

das Kind untersuchen lassen

Gehen Sie zu Ihrem Kinderarzt und lassen Sie Ihr Kind noch einmal von Kopf bis Fuß untersuchen. Wenn nötig, wird er Sie weiterverweisen. Ich gehe aber davon aus, dass eine eventuelle physische Ursache bereits vorher ausgeschlossen wurde, weil die meisten Eltern mit ihren Kindern regelmäßig den Kinderarzt aufsuchen. Wie bereits erwähnt, sollten Sie ohnehin einen Kinderarzt befragen, bevor Sie mit dem Pucken beginnen.

kritisch beobachten

Beobachten Sie selber noch einmal kritisch die Art, wie Ihr Kind weint und wieder still wird. Um ein Kind, das herzzerreißend weint, wenn es allein ist, sich jedoch beim Hochnehmen auf den Arm praktisch sofort beruhigt, mache ich mir keine Sorgen. Meiner Meinung nach fehlt ihm körperlich nichts, wenn es auf dem Arm immer zufrieden ist. Weint Ihr Kind wiederholt ohne ersichtlichen Anlass herzzerreißend – alleine oder auf dem Arm – und hört es kurze Zeit später genauso plötzlich wieder auf, kann eine Allergie der Auslöser sein.

Kann es an der Muttermilch liegen, wenn der Erfolg ausbleibt?

Ganz vereinzelt habe ich mal erlebt, dass eine Allergie übersehen wurde – sogar bei einer Mutter, die während eines vierwöchigen Klinikaufenthalts eine hypoallergene Diät unter Anleitung einer Ernährungsberaterin befolgt hatte.

Eine Allergie ist nicht leicht festzustellen. Blutuntersuchungen werden selten gemacht, weil sie bei einem kleinen Kind oft nicht aussagekräftig sind.

auf Allergie testen

Wenn Sie stillen, können Sie Folgendes tun: Pumpen Sie vier Tage lang Ihre Milch ab, damit die Milchbildung erhalten bleibt. Geben Sie Ihrem Kind in dieser Zeit eine hypoallergene Flaschennahrung, und zwar die höchste Stufe. Auf diese Weise können Sie testen, ob sich durch Ihre eigene Ernährung etwas in Ihrer Milch befindet, das letztendlich der Grund für das Weinen ist. Wenn Ihr Kind innerhalb dieser vier Tage ein deutlich anderes Verhalten zeigt, ist dies tatsächlich der Fall. Dann lassen Sie sich von Ihrem Kinderarzt beraten oder stellen Sie auf andere Weise fest, welcher Stoff Ihr Kind so heftig reagieren lässt. Kommen Sie diesem Stoff auf die Spur, dann können Sie Ihre eigene Ernährung ändern und weiterhin stillen.

Kann Flaschennahrung die Ursache dafür sein, dass die richtig angewandten Maßnahmen nicht zum Erfolg führen?

Auch bei Flaschennahrung kann es eine Überlegung wert sein, für mindestens ein bis zwei Wochen auf die höchste Stufe einer hypoallergenen Nahrung überzugehen – falls das nicht schon getan wurde. Es kann sein, dass Ihr Kind schon hypoallergene Nahrung bekommt, aber vielleicht nicht die richtige. Befragen Sie dazu Ihren Kinderarzt.

zu hypoallergener Nahrung übergehen

Was soll ich tun, wenn mein Kind gut ein-, aber nicht durchschläft und immer zu früh aufwacht?

- Lesen Sie bitte den Abschnitt «Zu früh wach» auf Seite 143 noch einmal.
- Es ist möglich, dass Ihr Kind nicht in den Tiefschlaf hineinkommt. Vielleicht dringen noch zu viele Reize aus der Umgebung auf es ein, weil es zu lange am Stück wach ist, wodurch es immer wieder die Grenze der Übermüdung überschreitet. Anhand der folgenden Punkte können Sie kontrollieren, ob dies tatsächlich der Grund dafür ist, dass es zu früh aufwacht:
  - Dauert das Füttern und Windeln lange?
  - Schäkern und spielen Sie lange miteinander?
  - Hat das Kind genug Energie übrig, um noch eine Weile alleine zu spielen?

Einige Kinder sind sehr aufgeweckt und neugierig. Sie lassen sich, auch wenn sie vom gemeinsamen Spielen müde sind, relativ zufrieden in den Laufstall legen, weil ihre Aufmerksamkeit schon wieder von neuen Dingen geweckt wird. Möglicherweise spielt das Kind dann zu lange im Laufstall, weil es zum Beispiel von einem mechanischen Spielzeug gefesselt wird – etwa von einem Mobile, das Geräusche produziert. Vielleicht trägt es aber auch Schühchen oder ein Armband, woran eine Rassel befestigt ist?

aufgeweckte, neugierige Kinder

Sie können Folgendes tun:

- Ersetzen Sie das gemeinsame Spielen durch die bereits beschriebene «implizite Zuwendung» (siehe Seite 106).
- Achten Sie darauf, dass Ihr Kind nicht zu viele Reize verarbeiten muss. Geben Sie ihm nur einfaches Spielzeug, mit dem es selber etwas machen kann. Dann wird Ihnen Ihr Kind zum richtigen Zeitpunkt zeigen, wann es müde ist und ins Bett will. Entspannter und weniger überdreht, wird es mit der Zeit länger schlafen.

Wie lange soll ich den strengen Rhythmus beibehalten? Wann kann ich wieder einkaufen gehen und Leute besuchen?

Eindeutigkeit beibehalten

Nach zwei Wochen können Sie etwas freier mit dem Rhythmus umgehen, aber die Körpersprache Ihres Kindes sollte Ihnen als Richtschnur dienen. Und die zwei Säulen der Eindeutigkeit müssen erhalten bleiben: das Kind bei den ersten Anzeichen von Müdigkeit (gepuckt) wach ins Bett zu legen und nach dem Aufwachen zu füttern. Sie können Ihr Kind jetzt auch während eines Spaziergangs (gepuckt) im Kinderwagen schlafen lassen. Zu Hause kann es ohne weiteres im Wagen liegen bleiben, bis es aufwacht. Schlagen Sie wenn nötig die Decke zurück, damit es ihm nicht zu warm wird.

Sie werden sich nicht immer vom Rhythmus Ihres Kindes leiten lassen können. Und das ist auch nicht schlimm. Ein ausgeruhtes Kind hat einige Reserven und wird den «Schaden» zu Hause schnell wieder ausgleichen.

nach mehrstündiger Reise

Nach einer mehrstündigen Reise ist es (zumindest bis zum Alter von sechs Monaten) am besten für Ihr Kind, wenn es nach der Ankunft erst einmal trinken darf, unabhängig von seinem Mahlzeitenschema. Anschließend sollte es schlafen gelegt werden. Mit den Tüchern als Erkennungszeichen («Ich darf jetzt schlafen») klappt das meistens gut.

Darf ich den Schnuller als Einschlafhilfe geben?

Sie dürfen dem Kind als Einschlafhilfe einen Schnuller geben, wenn es daran gewöhnt ist. Müssen Sie jedoch wiederholt zu Ihrem Kind gehen, weil es den Schnuller verliert, dann lernt es nur schwer, alleine einzuschlafen. Auch der Loslösungsprozess, der eventuell für Sie und Ihr Kind notwendig ist, wird dadurch gestört. Setzen Sie in dieser Situation selbst fest, dass Sie zum Beispiel nur einmal wegen des Schnullers zu Ihrem Kind gehen. So schaffen Sie Klarheit. Manchmal wird der Schnuller auch überflüssig oder sogar von Ihrem Kind abgewiesen, wenn es erst einmal ausgeruht ist.

den Loslösungsprozess nicht stören

Mein Kind kann nicht mehr am Daumen lutschen, wenn ich es pucke. Was soll ich tun?

Das Pucken wirkt meist ebenso beruhigend auf das Kind wie das Daumenlutschen.

Pucken beruhigt ebenfalls

Manche meinen, für ein Kind, das am Daumen lutscht, sei es sehr traurig, wenn beide Arme eingewickelt werden. Das ist es anfänglich auch. Andere dagegen sagen: Durch das Pucken fängt mein Kind erst gar nicht mit dem Daumenlutschen an.

Wenn Sie beim Pucken eine Hand frei lassen, bleibt Ihr Kind unruhig. Zu meiner großen Überraschung habe ich aber erlebt, dass ein Kind den Daumen zum ersten Mal fand, als es in seiner wachen Zeit im Laufstall lag, nachdem es durch das Pucken zur Ruhe gekommen war.

Kann durch das Pucken ein abgeflachter Hinterkopf entstehen?

Ein abgeflachter Hinterkopf kann durch die Rückenlage entstehen. Ob das Kind dabei gepuckt ist oder nicht, spielt keine Rolle. Häufig ist er aber nur eine vorübergehende Erscheinung.

Was können Sie tun, um ihn zu vermeiden?

bei der Lage des Kopfes abwechseln

Legen Sie beim Stillen den Kopf des Kindes abwechselnd nach links oder rechts. Wechseln Sie auch wenn Sie mit dem Fläschchen füttern regelmäßig den Arm. Lassen Sie Ihr Kind von Anfang an in Rückenlage schlafen und legen Sie den Kopf im Wechsel nach rechts und nach links.

die Nackenmuskulatur beanspruchen

Legen Sie Ihr Kind in jeder wachen Phase eine Weile im Laufstall auf den Bauch, während Sie es im Auge behalten, oder «trainieren» Sie mit ihm während der Spielzeit. Nehmen Sie Ihr Kind dazu in Seitenlage auf den Unterarm und fordern Sie es durch Sprechen oder Singen auf, den Kopf zu Ihnen herumzudrehen. Sie können sich dabei auch auf den Boden setzen und es in Bauchlage quer über Ihre Unterschenkel legen. Die Nackenmuskulatur ist mit dem noch formbaren Hinterkopf Ihres Kindes verbunden und spannt sich beim Drehen an. Dadurch übt sie eine gewisse Zugkraft aus, die den Druck der Matratze ausgleicht und formend auf den Hinterkopf wirkt.

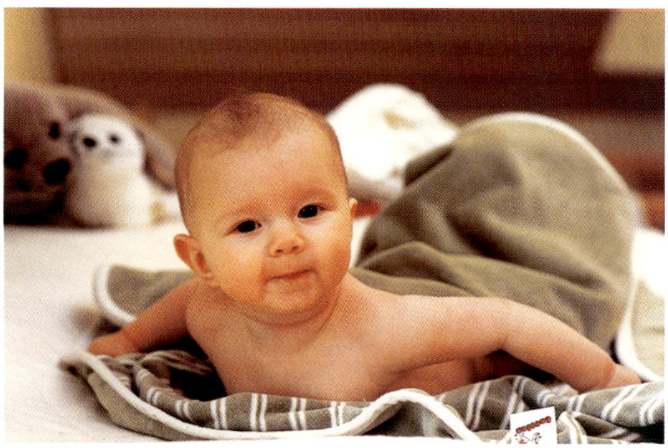

Um einen flachen Hinterkopf zu vermeiden, können Sie Ihr Kind immer mal wieder auf den Bauch legen. Die angespannten Nackenmuskeln wirken sich positiv auf die Kopfform aus. Behalten Sie es dabei aber im Auge.

Bedeutet das Pucken eine Einschränkung der Freiheit des Kindes?

ungute Gefühle

Für viele Eltern stellt das Pucken anfänglich eine erschreckende Vorstellung dar und weckt Assoziationen einer weit zurückliegenden Vergangenheit oder gar einer Zwangsjacke. Sie müssen erst einmal schlucken, wenn ich ihr Kind zum ersten Mal pucke. Es beklemmt sie selber, was ich gut nachvollziehen kann, denn die sich soeben noch frei bewegenden Ärmchen sind nun zur Ruhe gezwungen. Der eventuelle Protest beim ersten Pucken macht es noch schwerer, diesen Anblick zu ertragen. Zum Glück folgt in vielen Fällen kurz darauf die Rührung über das Kind, das sich entspannt, schwer wird und auf dem Arm einschläft.

wohltuende Wirkung des Puckens

Akzeptieren Sie Ihren inneren Widerstand, ohne Ihre Motivation für das Pucken zu verlieren. Wenn Sie einmal gesehen haben, wie das stramme Wickeln Ihrem Kind gut tut, wird Ihre Abneigung dahinschmelzen wie Schnee in der Sonne. Sie werden vielleicht noch mit dem Unverständnis der Menschen in Ihrer Umgebung umgehen müssen, die nicht so deutlich sehen, wie viel besser es Ihrem Kind nun geht.

Pucken hat nichts mit einer Einschränkung der Freiheit zu tun. Das Kind wird ja nur in den Momenten gepuckt, in denen es selber das Bedürfnis hat, ruhig zu liegen, weil es schlafen will. Ich möchte sogar das Gegenteil behaupten: Es kann eher von einer Einschränkung der Freiheit gesprochen werden, wenn Kinder dem kontinuierlichen Bewegungsdrang ihrer Arme und Beine ausgeliefert sind. Diese Kinder verfügen nicht frei über ihre Gliedmaßen. Ihre Arme und Beine bewegen sich gewissermaßen selbsttätig.

Schadet das Pucken der motorischen Entwicklung?

Für die motorische Entwicklung ist es wichtig, dass es auch immer wieder Phasen der Ruhe gibt. Das ist der Fall, wenn das Kind schläft oder wenn die betreuenden Personen Bedingungen schaffen, unter welchen ein gesunder Wechsel von lebhaftem und ruhigem Spiel möglich ist. Viele Kinder sorgen von sich aus für diesen Wechsel. Wie wir gesehen haben, gibt es aber auch Kinder, die ihre Bewegungen nicht selber in der Hand haben, sondern ihnen ausgeliefert sind. Ihre Bewegungen sind chaotisch und ungerichtet, wodurch die motorische Entwicklung eventuell stagnieren kann. Wird das Kind durch das Pucken und/oder straffe Decken im Bett zur Ruhe gezwungen, dann sind die Bewegungen in den wachen Stunden deutlich gezielter. Das Kind ist ihnen weniger ausgeliefert.

gezielte Bewegungen

Da Kinder beim Schlafen auf dem Rücken liegen müssen, sollten sie in der wach verbrachten Zeit – in Ihrer Gegenwart! – immer mal wieder auf einer festen Unterlage auf den Bauch gelegt werden. Das ist bereits vom ersten Tag nach der Geburt an möglich. Es fördert eine gute motorische Entwicklung und die Selbsterfahrung.

Manch ein unruhiges Baby wird von seinen Eltern viel herumgetragen, in eine Wippe oder, von Kissen unterstützt, auf das Sofa gesetzt, obwohl es seinen Körper noch nicht aufrecht halten kann und das Sitzen noch nicht beherrscht. Da im Sitzen mehr zu sehen ist als im Liegen, sind diese Kinder für eine Weile zufrieden gestellt. Das Kind bekommt dadurch aber weniger Gelegenheit und Antrieb, selber zu lernen, wie man sich umdreht, hinsetzt und krabbelt.

zu frühes Sitzen

Ich sehe mein Kind so wenig. Wann kann ich ihm jetzt meine Zuwendung zeigen?

Waren Sie es gewohnt, Ihr Kind häufig bei sich zu haben, dann kann Ihnen die Umstellung schwer fallen, wenn es nun fast den ganzen Tag in seinem eigenen Bett schläft. Sie werden aber feststellen, dass der Kontakt zwischen Ihnen und Ihrem Kind in der wach verbrachten Zeit intensiver ist als vorher, je ausgeruhter Sie beide sind, desto mehr. Der Nebel der Müdigkeit machte einen wirklichen Kontakt unmöglich, was Ihnen unter Umständen gar nicht auffiel. Es hat wenig Sinn, sich mit einem Kind zu beschäftigen, das schlafen möchte. Wohl aber können Sie sich ab und zu an das Bett Ihres schlafenden Kindes setzen, um es still zu genießen.

intensiverer Kontakt

Darf mein Kind im Tragetuch oder im Kinderwagen schlafen?

Während der ersten zwei Wochen der Eingewöhnung lieber nicht. Hat Ihr Kind einen guten Rhythmus gefunden und schläft es alleine ein, dann können Sie es etwa einmal am Tag im Kinderwagen spazieren fahren. Schläft Ihr Kind unterwegs ein, dann lassen Sie es zu Hause im Wagen weiterschlafen, bis es von alleine aufwacht. Auf diese Weise stören Sie seinen Rhythmus kaum.

nicht während der Eingewöhnungszeit

Sie können es auch einmal am Tag im Tragetuch tragen, bis es wieder für eine Mahlzeit aufwacht – das muss nicht unbedingt seinen Rhythmus durcheinander bringen. Ihr Kind darf dann allerdings nicht gepuckt sein, weil das zu warm wäre.

Anhang

Das Wichtigste auf einen Blick

Fester Rhythmus und Eindeutigkeit tagsüber

- aufwachen (Tücher entfernen), anschließend:
- stillen bzw. die Flasche geben, anschließend:
- gemeinsam spielen: bis zu einem Alter von zwei Monaten «implizite Zuwendung» (siehe Seite 106) *während* des Windelwechselns und Fütterns,
  ab zwei Monaten *auch nach dem Füttern* noch ein bisschen schmusen und Kontakt aufnehmen mit dem Baby auf dem Schoß
- alleine spielen: immer am selben Ort, am besten im Laufstall
- bei den ersten Anzeichen von Müdigkeit: (pucken und) wach ins Bett legen.

Erste Anzeichen von Müdigkeit

- blass werden
- gähnen
- die Augen reiben
- quengeln
- lebhafter werden
- Blickkontakt abbrechen und wegschauen.

Abstand zwischen den Mahlzeiten tagsüber, gerechnet ab dem Beginn der letzten Mahlzeit

- mindestens zwei Stunden Abstand
- maximal vier Stunden Abstand.

Eindeutigkeit des Ortes

- immer am selben Ort im selben Bett schlafen (dieser Ort kann aber nachts eventuell ein anderer sein als am Tag)
- immer am selben Ort alleine spielen, am besten im Laufstall.

Das Bett

- Legen Sie das Baby zum Schlafen immer auf den Rücken.
- Decken Sie das Baby bis über die Schultern zu.
- Beziehen Sie das Bett so, dass die Füße am Fußende liegen.
- Nehmen Sie großzügig bemessene Laken und Woll- oder Baumwolldecken.
- Stecken Sie Laken und Decke fest unter die Matratze.
- Sorgen Sie für eine flache, gut in das Bett oder die Wiege passende Matratze.
- Legen Sie kein Spielzeug ins Bett, hängen Sie kein Mobile darüber.
- Ein kleines Stoffkuscheltier und/oder eine Spieluhr (nur einmal aufziehen) sind erlaubt.

Schlafkleidung ohne Pucken

- Söckchen für warme Füße
- Schlaf- oder Strampelsack in angemessener Größe, aus natürlichem Material, nicht mit synthetischer Füllung
- die Kleidung sollte den Hals umschließen
- sorgen Sie dafür, dass die Schultern bedeckt sind (zum Beispiel mit einem Ärmeljäckchen)
- sorgen Sie für warme Hände – nötigenfalls zwei Schichten langer Ärmel, die bis zu den Händen reichen.

Schlafkleidung, wenn gepuckt wird

- Söckchen für warme Füße
- Body oder Body plus dünner Pullover
- bei sehr warmem Wetter nackt pucken.

Tipps bei untröstlichem Weinen

- Tragen Sie das Kind von einer bis zur nächsten Mahlzeit (nicht gepuckt) in einem Tragetuch oder Ähnlichem.
- Gehen Sie einmal am Tag mit dem Kind im Kinderwagen spazieren (gepuckt).

Reduzieren der Ausflüge

Behalten Sie den festen Rhythmus bei:

- Zur Schlafenszeit sollte das Kind zu Hause im eigenen Bett schlafen, während eines Ausflugs (gepuckt) im Kinderwagen oder (nicht gepuckt) im Tragetuch.
- Lassen Sie sich lieber besuchen als selber Besuche zu machen, vor allem während der Eingewöhnungsphase.

Vermeiden Sie eine Überreizung durch

- Fernsehen
- Radio
- Benutzung von Wippe oder Babysitz, wenn nicht gefüttert wird
- ununterbrochene Beschäftigung mit Ihrem Kind
- mechanisch bewegtes Spielzeug
- Baby Gym bei zu kleinen Kindern – dieses eignet sich erst ab einem Alter von drei Monaten.

Chance auf Erfolg

- Seien Sie fest entschlossen.
- Ein wohlüberlegter Entschluss zur Veränderung macht standhaft.
- Halten Sie den eindeutigen, festen Rhythmus ein.
- Bleiben Sie konsequent.
- Akzeptieren Sie das Weinen als eine Art des Loslassens in der Übergangsphase zum Einschlafen aus eigener Kraft.
- Stellen Sie den Küchenwecker auf dreißig Minuten, damit Sie Ihre Zeitwahrnehmung objektivieren, während sich Ihr Kind in den Schlaf weint.

Verantwortung

Die meisten Erfahrungsberichte in diesem Buch wurden von Eltern geschrieben. Alle gaben ihre Zustimmung zur Veröffentlichung. Trotzdem wurde beschlossen, die Namen zu ändern, um die Privatsphäre der Personen zu schützen.

Die Informationen und Ratschläge, die hier gegeben werden, sind von zahlreichen Kollegen geprüft worden. Es ist jedoch nicht die Intention dieses Buches, den Besuch beim Kinderarzt zu ersetzen. Alle in diesem Buch angesprochenen Themen sind dem Kinderarzt vertraut, zögern Sie also nicht, diesen zu fragen.

Sprechen Sie auf jeden Fall zuerst mit Ihrem Kinderarzt oder Ihrer Hebamme, wenn Sie Ihr Kind pucken möchten. Diese können mit Ihnen gemeinsam überlegen, ob das Pucken in Ihrer Situation der richtige Weg ist, und sie können feststellen, ob Ihr Kind aus irgendwelchen Gründen nicht gepuckt werden darf. Wenn Sie Ihr Kind pucken, kann die Hebamme eine gute Unterstützung sein.

Die Autorin kann von ihrem Schreibtisch aus keine Verantwortung dafür übernehmen, wie der Leser mit einem festen Rhythmus und dem Pucken umgeht. Eine Haftung von Seiten der Autorin oder des Verlages für Personen-, Sach- und Vermögensschäden ist ausgeschlossen.

Register

Bildnachweis

Agentur Kunterbunt, Heidi Velten, Leutkirch-Ausnang: Buchtitel sowie Seite 10/11, 14, 17, 18/19, 21, 23, 24/25, 27, 32, 43, 49, 54, 58, 63, 71, 72/73, 76, 80/81, 94, 106, 107, 112, 139, 146, 151, 153, 155, 159 und 166

Weleda AG, Schwäbisch Gmünd: Seite 2, 16, 85

Das Bild auf Seite 128 wurde mit freundlicher Genehmigung der Firma Aßmus Naturtextilien, Ingersheim abgedruckt, das Bild auf Seite 51 mit freundlicher Genehmigung der Firma Heimess Spielwaren- und Kinderbedarf, Vaihingen / Enz.

Die Illustrationen auf den Seiten 29, 36, 119–125 und 127 stammen von Veronica Nahmias.